中等职业教育数字化创新教材

供中职护理、助产、中药制药、医学检验技术、口腔修复工艺、
营养与保健、药品食品检验等医药专业使用

医用化学基础

U0288739

主　　编　李湘苏　姚光军
副 主 编　丁宏伟　刘向前　侯晓红　陈林丽
编　　者　（按姓氏汉语拼音排序）

陈林丽	山西省长治卫生学校
丁宏伟	安徽省淮南卫生学校
冯　姣	山西省长治卫生学校
侯晓红	山西省太原市卫生学校
蒋文婧	新疆石河子卫生学校
李　勤	重庆市医药卫生学校
李湘苏	核工业卫生学校
刘春园	核工业卫生学校
刘向前	辽宁省沈阳市中医药学校
曲金华	大连铁路卫生学校
史文华	山西省阳泉市卫生学校
魏　巍	吉林省通化市卫生学校
徐艳群	百色市民族卫生学校
姚光军	山西省阳泉市卫生学校
游宗瑞	四川护理职业学院
张翠萍	山西省太原市卫生学校
张志慧	大连铁路卫生学校
赵红霞	山西省吕梁市卫生学校

科 学 出 版 社

北 京

内 容 简 介

本书针对中等卫生职业教育培养目标、学生心理和知识水平,集全国深资教育工作者智慧编写而成。教材内容与现代临床护理相结合,并将内容大幅精简为6章:溶液与溶液的渗透压,电解质溶液,医学常见无机化合物,烃,烃的含氧衍生物,营养与生物类有机化合物;教材是全国第一部数字化教材,同步开发数字化资源,克服中职生抽象思维较弱的问题;教材创新性地开发了专业应用项目模块,为与专业对接提供预备知识和操作。

全书衔接现代临床医学,衔接学生心理水平与知识水平,衔接现代教育技术,是中等卫生职业教育的创新教材。教材提供38和66学时两种教学大纲,各学校可根据培养目标选择教学内容。

本书可供中职护理、助产、中药制药、医学检验技术、口腔修复工艺、营养与保健、药品食品检验等医药专业使用,也可以为上述专业高职院校参考使用。

图书在版编目(CIP)数据

医用化学基础 / 李湘苏,姚光军主编. —北京:科学出版社,2016.6

中等职业教育数字化创新教材

ISBN 978-7-03-048553-3

Ⅰ. 医… Ⅱ. ①李… ②姚… Ⅲ. 医用化学-中等专业学校-教材 Ⅳ. R313

中国版本图书馆 CIP 数据核字(2016)第 123238 号

责任编辑:张映桥 / 责任校对:郑金红
责任印制:赵　博 / 封面设计:张佩战

科 学 出 版 社　出版

北京东黄城根北街 16 号
邮政编码:100717
http://www.sciencep.com

安泰印刷厂　印刷
科学出版社发行　各地新华书店经销

*

2016 年 6 月第　一　版　开本:787×1092　1/16
2017 年 7 月第二次印刷　印张:8
字数:190 000

定价:24.80 元

(如有印装质量问题,我社负责调换)

中等职业教育数字化课程建设项目
教材出版说明

为贯彻《国家中长期教育改革和发展规划纲要(2010—2020年)》《教育信息化十年发展规划(2011—2020年)》等文件精神,落实教育部最新《中等职业学校专业教学标准(试行)》要求;为调动广大教师参与数字化课程建设,提高其数字化内容创作和运用能力,结合最新数字化技术促进职业教育发展,科学出版社于2015年9月正式启动了中等职业教育护理、助产专业数字化课程建设项目。

科学出版社前身是1930年成立于上海的龙门联合书局,于1954年与中国科学院编译局合并组建成立,现隶属中国科学院,员工达1200余名,其中硕士研究生及以上学历者627人(截至2016年7月1日),是我国最大的综合性科技出版机构。依托中国科学院的强大技术支持,我社于2015年推出最新研发成果:"爱医课"互动教学平台(见封底)。该平台可将教学中的重点内容以视频、语音及三维模型等方式呈现,学生用手机扫描常规书页即可免费浏览书中配套3D模型、动画、视频、护考模拟试题等教学资源。

本项目分数字化教材建设与资源建设两部分,数字化课程建设项目与"爱医课"互动教学平台进行了首次有益结合,是我国中等职业层次首套数字化创新教材。2015年10月开展了建设团队的全国遴选工作,共收到全国62所院校575位老师的申请资料,于2016年1月在湖北武汉召开了项目启动会及教材编写会。

(一)数字化教材的编写指导思想

本次编写充分体现职业教育特色,紧紧围绕"以就业为导向,以能力为本位,以发展技能为核心"的职业教育培养理念,遵循"理论联系实际"的原则,强调"必需、够用"的编写标准,以数字化课程建设为方向,创新教材呈现形式。

(二)本套数字化教材的特点

1. 按照专业教学标准安排课程结构 本套数字化教材严格按照专业教学标准的要求设计科目、安排课程。全套教材分公共基础课、专业技能课、专业选修课及综合实训四类,共计39种,体系完整。

2. 紧扣最新护考大纲调整内容 本套系列教材参考了"国家护士执业资格考试大纲"的相关标准,围绕考试内容调整学习范围,突出考点与难点,方便学生在校日常学习与护考接轨,适应护理职业岗位需求。

3. 呈现形式新颖 "数字化"是未来教育的发展方向,本项目39种教材均将传统纸质教材与"爱医课"教学平台无缝对接,形式新颖。能充分吸引职业院校学生的学习兴趣,提高课堂教学效果。使学生用"碎片化时间"学习,寓教于乐,乐中识记、乐中理解、乐中运用,为翻转课堂提供了有效的实现手段。

(三)本项目出版教材目录

本项目经中国科学院、科学出版社领导的大力支持,获年度重大项目立项。39种教材具体情况如下:

中等职业教育数字化课程配套创新教材目录

序号	教材名	主编	书号	定价(元)
1	《语文》	孙 琳 王 斌	978-7-03-048363-8	39.80
2	《数学》	赵 明	978-7-03-048206-8	29.80
3	《公共英语基础教程(上册)》(双色)	秦博文	978-7-03-048366-9	29.80
4	《公共英语基础教程(下册)》(双色)	秦博文	978-7-03-048367-6	29.80
5	《体育与健康》	张洪建	978-7-03-048361-4	35.00
6	《计算机应用基础》(全彩)	施宏伟	978-7-03-048208-2	49.80
7	《计算机应用基础实训指导》	施宏伟	978-7-03-048365-2	27.80
8	《职业生涯规划》	范永丽 汪 冰	978-7-03-048362-1	19.80
9	《职业道德与法律》	许练光	978-7-03-050751-8	29.80
10	《人际沟通》(第四版,全彩)	钟 海 莫丽平	978-7-03-049938-7	29.80
11	《医护礼仪与形体训练》(全彩)	王 颖	978-7-03-048207-5	29.80
12	《医用化学基础》(双色)	李湘苏 姚光军	978-7-03-048553-3	24.80
13	《生理学基础》(双色)	陈桃荣 宁 华	978-7-03-048552-6	29.80
14	《生物化学基础》(双色)	赵勋麟 王 懿 莫小卫	978-7-03-050956-7	32.00
15	《医学遗传学基础》(第四版,双色)	赵 斌 王 宇	978-7-03-048364-5	28.00
16	《病原生物与免疫学基础》(第四版,全彩)	刘建红 王 玲	978-7-03-050887-4	49.80
17	《解剖学基础》(第二版,全彩)	刘东方 黄嫦斌	978-7-03-050971-0	59.80
18	《病理学基础》(第四版,全彩)	贺平泽	978-7-03-050028-1	49.80
19	《药物学基础》(第四版)	赵彩珍 郭淑芳	978-7-03-050993-2	35.00
20	《正常人体学基础》(第四版,全彩)	王之一 覃庆河	978-7-03-050908-6	79.80
21	《营养与膳食》(第三版,双色)	魏玉秋 戚 林	978-7-03-050886-7	28.00
22	《健康评估》(第四版,全彩)	罗卫群 崔 燕	978-7-03-050825-6	49.80
23	《内科护理》(第二版)	崔效忠	978-7-03-050885-0	49.80
24	《外科护理》(第二版)	闵晓松 阴 俊	978-7-03-050894-2	49.80
25	《妇产科护理》(第二版)	周 清 刘丽萍	978-7-03-048798-8	38.00
26	《儿科护理》(第二版)	段慧琴 田 洁	978-7-03-050959-8	35.00
27	《护理学基础》(第四版,全彩)	付能荣 吴姣鱼	978-7-03-050973-4	79.80
28	《护理技术综合实训》(第三版)	马树平 唐淑珍	978-7-03-050890-4	39.80
29	《社区护理》(第四版)	王永军 刘 蔚	978-7-03-050972-7	39.00
30	《老年护理》(第二版)	史俊萍	978-7-03-050892-8	34.00
31	《五官科护理》(第二版)	郭金兰	978-7-03-050893-5	39.00
32	《心理与精神护理》(双色)	张小燕	978-7-03-048720-9	36.00
33	《中医护理基础》(第四版,双色)	马秋平	978-7-03-050891-1	31.80
34	《急救护理技术》(第三版)	贾丽萍 王海平	978-7-03-048716-2	29.80
35	《中医学基础》(第四版,双色)	伍利民 郝志红	978-7-03-050884-3	29.80
36	《母婴保健》(助产,第二版)	王瑞珍	978-7-03-050783-9	32.00
37	《产科学及护理》(助产,第二版)	李 俭 颜丽青	978-7-03-050909-3	49.80
38	《妇科护理》(助产,第二版)	张庆桂	978-7-03-050895-9	39.80
39	《遗传与优生》(助产,第二版,双色)	潘凯元 张晓玲	978-7-03-050814-0	32.00

注:以上教材均配套教学 PPT 课件,在"爱医课"平台上提供免费试题、微视频等多种资源,欢迎扫描封底二维码下载

科学出版社

2016 年 7 月

前　　言

21 世纪初期，我国卫生事业高速发展，培养高质量的中职护理、助产、美容等专业人才是中职卫生职业教育的主要任务之一。《医用化学基础》是中等卫生职业教育的重要课程，一方面帮助认知自然界和人类社会物质客观本质的作用，另一方面，为学生认知和理解医疗卫生知识打下基础。

本教材依据中等职业卫生教育人才培养目标，创新性地进行了改革：在内容选择上，与现代临床知识与技能相衔接；在体例上与学生知识水平和心理水平相衔接；教材采用数字化辅助教学，在教学资源上与现代教育技术相衔接，充分实现了化学教育的"三衔接"，为促进学生学习提供优质内容。

教材按 38~66 学时编写，内容上做了遴选和精炼。教材理论教学共计 6 章，其中将含氧衍生物，营养和生命类有机化合物各作为一个章，内容浓缩，难点破解，语言通俗易懂，启发性强。

为满足各中职学校个性化教学，教材提供一定范围的内容，各学校根据培养目标给予遴选。

教材安排了实践教学。除与理论课程同步的实践训练模块之外，还独特开发了专业实践模块，为支撑专业课程提供技能训练。

本教材系教育科学规划课题(XJK014AZXX007)"中职护理专业'医用化学'课程'三衔接'的研究与实践"的阶段研究成果之一。

教材可供中职护理、助产、中药制药、医学检验技术、口腔修复工艺、营养与保健、药品食品检验等医药专业使用，也可供各大专职业院校参考使用。

编　者
2016 年 5 月

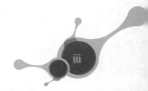

目　　录

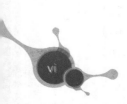

绪　　论

一、化学研究的对象

自然界存在的一切物质都是由化学物质组成的。人类在长期的生产活动中,逐渐了解和掌握了自然界所发生的一些变化规律,并将其归纳、推理和总结,掌握了部分物质变化的本质,认识了物质的组成、结构、性质及其变化规律,这就是"化学"。

化学作为一门历史悠久而又充满活力的学科,在不断地发展之中。从史前时代至今,化学就在不断地发展和运用,如用火烧制陶器,铁、铜等金属合金的冶炼,酒的酿造都是早期的化学成就。煤、石油、天然气等化石燃料的开发、造纸术的发明和发展,为人类文明进步发挥了重要作用。

化学研究的成果之一——硅晶体半导体,是制造各种电子芯片的基础,有力推动了现代计算机科学的发展,成为信息化社会发展的基础。

二、化学与医学

化学在医药卫生中起着坚实的基础作用。

化学的发展,与人类的需要相辅相成,更是与医学发展形影相随。护理是诊断和处理人类对现存的和潜在的健康问题的反应。这"诊断"包含着化学知识、化学技能,"处理"则是化学、生物、社会等综合素质的体现,是专业责任感、职业参与意识和决策能力的体现。

远古人们就从天然的化学物质中获得治疗疾病的物质,如以硫磺为原料治疗皮肤病;从近代青霉素的发现,到现代青霉素药物中各种基团的改造进而升级药物作用;从现代消毒剂乙醇、麻醉剂乙醚、解热镇痛剂水杨酸(邻羟基苯甲酸)、抗疟疾药物青蒿素等的使用,到物质的量、溶液的渗透压等理论的形成,继而再到渗透与反渗透在透析治疗中的使用,无不隐藏、包含和渗透着化学原理、化学操作技术。化学,在护生的职业中扮演着坚实的基础作用。

化学促进护生专业发展的途径。化学,无论在理论知识、操作技术上,还是在化学人文素质方面,对护理专业学习产生重要的启发和支撑作用。

化学专业素质对护理专业素质具有助力作用　素质是一个人通过学科知识的学习和积累或环境的熏陶,使之内化为人格、气质、修养,成为人的相对稳定的内在品质。化学素质则是指化学工作者认真、细致地观察事物,通过归纳、总结,坚韧不拔地探索事物变化和发展的化学本质和化学原理,养成以化学的视角解决问题的意识和能力。化学素质直接影响护生的护理专业素质。

"三查八对"是护士为病人给药的工作程序要求,是伴随其职业生涯的基本专业素质,它对护生化学素质提出了切实的要求。

化学操作对护理操作技术具有着正迁移和支撑作用 一个学科的操作对另一个学科操作的积极促进作用,称为正迁移。化学技能与护理操作技能密切相关,前者往往是后者的基础支撑。如药物注射,从头至尾都是化学操作的变异或者变相操作。基础护理中的药物配伍,其实质就是药物的溶解、定容等溶液配制操作;注射器,是护理操作的专业设备,在化学学科看来,这是具有注射功能的量杯、量筒,青霉素瓶则是烧杯罢了,利用这特殊的"量筒""烧杯"将药物溶解、稀释。因此,医用化学不仅要求学生学会使用化学仪器设备,还进一步将原理、技能深化到护理专业操作之中,为理解注射器的结构、原理和操作提供基础铺垫。

化学基本知识对护理专业具有知识助力作用 护生的化学参与意识和决策能力,还体现在化学知识在护理专业知识中的作用。在药物储存、药物配伍、药物药理作用进化、病理现象的认知方面,起着对专业知识的铺垫和助力作用。

药物存储是医院工作的重要部分,只有了解了物质的化学性质,才能更好地进行药物的存储。而药物配伍,是按照医生的医嘱,对给病人治疗的药物进行配制的过程。药物配伍过程中若发生溶液颜色变化、沉淀、气体、燃烧或者爆炸,都说明药物在体外发生了化学反应,这将对病人健康产生危害,形成药物配伍禁忌。因此,"药物配伍"要求护生具有良好的化学观察能力,有充实的化学知识,娴熟的化学操作技能,谨慎小心的操作态度。

化学性的药物配伍禁忌,通常是药物之间发生了氧化还原反应、中和反应、沉淀反应、水解反应和燃烧爆炸等化学反应。没有化学知识和化学的观察力,就难以观察和理解药物配伍中的化学反应现象,难有高质量的护理。

通过对化学结构改造,升级药物疗效 医学的发展,同时需要化学发展以支持其发展的需要。青蒿素的发现和研究,佐证了这一点:

奎宁是在金鸡纳树上提取的抗疟疾的有效药物,自1820年之后的100多年,一直是治疗疟疾的特效药,20世纪60年代后,在东南亚及非洲地区发现了抗药性疟原虫,传统的抗疟药奎宁、氯喹等已不再有效;我国药物学家屠呦呦和她领导的团队,在植物青蒿(黄花蒿)中提取了具有强抗疟活性的青蒿素,获得2015年诺贝尔医学奖!此后的李英等科学工作者对青蒿素做了药物升级:青蒿素为先导化合物通过化学结构的修饰来改变药物活性,合成了蒿甲醚、青蒿琥酯等药物(图1),前者的抗疟活性是青蒿素的6倍,后者由于在水中不稳定而易分解,一般制成粉剂,使用时临时配制。

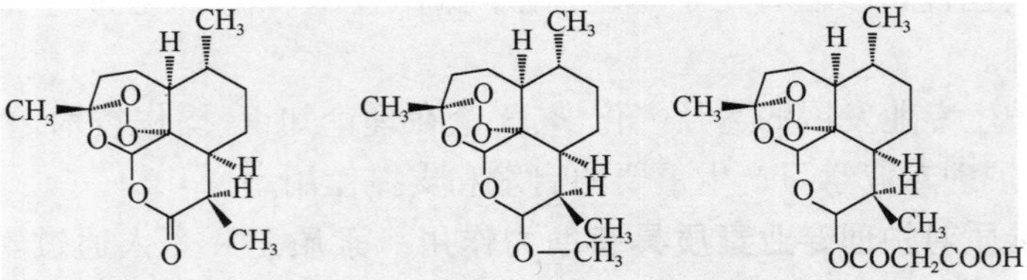

青蒿素   蒿甲醚   青蒿琥酯

图1 天然青蒿素及其合成药物

三、学习化学的方法

　　学习化学,首先要掌握所学内容的化学基本知识、化学基本理论和化学基本技能。本课程包含无机化学和有机化学两个大部分。无机化学重点介绍溶液的浓度、渗透现象与渗透压,电解质溶液、缓冲溶液,医学常用无机化合物等。有机化学主要介绍与医学和生活密切相关的烃及其衍生物,营养与生命物质如蛋白质、脂肪和糖类等物质。在学习这些知识的时候,既要理解其原理,也要与生活相对接,将所学知识生活化。

　　实验是学习化学、体验化学和探究化学的重要途径。日常生活和医务工作中有很多化学现象,对它们观察、探究和思考,可以加深对化学原理的理解,开阔我们的眼界。所以学习化学不限于书本和实验室。成功的关键在于激发自己对身边的现象产生兴趣,学习并逐步掌握科学的方法和养成良好的科学习惯。

　　总之,只要踏踏实实地学习,就一定能掌握医用化学基础知识,为掌握医学知识打下良好基础。

第1章 溶液与溶液的渗透压

溶液与生命过程的关系极为密切。可以说,离开溶液,就没有了生命。人体内的新陈代谢必须在溶液中进行;临床上许多药物也常配成溶液后使用;临床上给病人大量输液时要特别注意溶液的浓度,若输液的浓度过高或过低都将产生不良后果,甚至造成死亡,这与溶液的渗透压有着密切关系。

第1节 物质的量

日常生活中,离不开水、食盐等生活必需品。如果每次喝 180ml(质量约为 180g)水,每天摄入 5.85g 食盐(NaCl),那么有多少 H_2O、Na^+ 和 Cl^- 进入到身体中?"物质的量"将会帮助解答这类有关宏观物质和微观基本单元(分子、原子、离子、电子、质子等)之间关系的问题,因为"物质的量"是连接它们的桥梁和纽带。

一、物质的量

(一)物质的量

物质的量是以一特定数目的基本单元为集体、与基本单元数成正比的物理量。换言之,物质的量是指一定数目的基本单元。物质的量是国际单位制(SI)的 7 个基本物理量之一。其符号用"n"表示。某物质 B 的物质的量可用符号 n_B 或 n(B)表示,B 表示这种基本单元的化学式。例如:

氢原子的物质的量:n_H 或 n(H);

钠离子的物质的量:n_{Na^+} 或 n(Na^+);

硫酸(分子)的物质的量:$n_{H_2SO_4}$ 或 n(H_2SO_4)。

(二)物质的量的单位

物质的量与质量、长度、体积等一样,是一种物理量的名词,且表示物质基本单元数量的基本物理量。1971 年第十四届国际计量大会(CGPM)上规定物质的量的单位是"摩尔",简称"摩"。符号是"mol"。既然物质的量是一定数目的基本单元,那么这个数目是多少呢?

国际上规定:1mol 任何基本单元集体所含的基本单元数与 0.012kg ^{12}C 所含的碳原子数相同,这个数值称为**阿伏加德罗常数**。

0.012kg ^{12}C 所包含的碳原子数到底是多少呢?经大量实验测得其近似值为 6.02×10^{23}。阿伏加德罗常数用符号 N_A 来表示,其单位是 mol^{-1},所以 $N_A \approx 6.02 \times 10^{23} mol^{-1}$。因

此可以说:1mol 任何物质都含有阿伏加德罗常数个基本单元,约 $6.02×10^{23}$ 个。例如:

1mol N 含有 $6.02×10^{23}$ 个氮原子;

1molNaCl 含有 $6.02×10^{23}$ 个氯化钠分子;

0.5mol K^+ 含有 $3.01×10^{23}$ 个钾离子。

由此可知,基本单元数 N、阿伏加德罗常数 N_A、物质的量 n_B 三者之间的关系为:

$$N = n_B \cdot N_A \qquad \text{或} \qquad n_B = \frac{N}{N_A}$$

二、摩 尔 质 量

1mol 物质所具有的质量称为摩尔质量,符号为 M,其基本单位是 kg/mol,化学上常用 g/mol 表示。物质 B 的摩尔质量表示为 M_B 或 $M(B)$。例如:

氧原子的摩尔质量表示为 M_O 或 $M(O)$;

氯化钾的摩尔质量表示为 M_{KCl} 或 $M(KCl)$。

因为 0.012kg ^{12}C 原子的物质的量为 1mol,所以 ^{12}C 的摩尔质量为 12g/mol,即 $M(^{12}C) = 12g/mol$。"12"正好是 ^{12}C 的相对原子质量。由此可推知,原子、分子、离子的摩尔质量,如果以 g/mol 为单位,数值上等于它们的相对原子质量或相对分子质量。例如:

Na 的相对原子质量是 23,则 $M(Na) = 23g/mol$;表示:1mol 钠原子的质量是 23g。换言之,23g 钠含有 1mol 钠原子。

H_2 相对分子质量是 2,则 $M(H_2) = 2g/mol$;表示:1mol 氢气的质量是 2g,或者 2g 氢气含有 1mol 氢气分子。

OH 相对原子质量是 17,则 $M(OH^-) = 17g/mol$;表示:1mol 氢氧根离子的质量是 17g,同样,17g 氢氧根离子含有 1mol 氢氧根。

CO_3^{2-} 相对原子质量是 60,则 $M(CO_3^{2-}) = 60g/mol$。表示:1molCO_3^{2-} 的质量是 60g。

(由于电子的质量非常小,失去或得到电子的质量可以忽略不计,因此,离子的摩尔质量可以看成是形成离子的原子或原子团的摩尔质量)

再如,Fe 的物质的量与质量的关系,如图 1-1 所示:

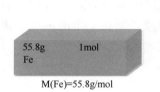

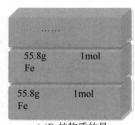

图 1-1　Fe 的质量(g)与物质的量(mol)关系图

综上所述:任何物质的摩尔质量 $M(B)$ 若以 g/mol 为单位,其数值就等于该物质的化学式量。

由摩尔质量的定义可得:物质的量 n_B、物质的质量 m_B 与物质的摩尔质量 M_B 三者之

间的关系为:

$$n_B = \frac{m_B}{M_B} \quad 或 \quad m_B = n_B \times M_B$$

在医学上,摩尔这个单位有时显得偏大,常常还采用毫摩尔(mmol)和微摩尔(μmol)作单位。三者的换算关系为:

$$1mol = 10^3 mmol = 10^6 μmol$$

例 1-1: 计算 180g H_2O 的物质的量是多少? 有多少个 H_2O 分子?

解: ∵ $m(H_2O) = 180g, M(H_2O) = 18g/mol$

∴ $n(H_2O) = \dfrac{m(H_2O)}{M(H_2O)} = \dfrac{180g}{18g/mol} = 10mol$

∴ $N(H_2O) = n(H_2O) \cdot N_A = 10mol \times 6.02 \times 10^{23} mol^{-1} = 6.02 \times 10^{24}(个)$

答: 180g H_2O 的物质的量是 10mol,有 6.02×10^{24} 个 H_2O 分子。

例 1-2: 1.5mol 铁原子的质量是多少克?

解: ∵ $n(Fe) = 1.5mol, M(Fe) = 56g/mol$

∴ $m = n(Fe) \times M(Fe) = 1.5mol \times 56g/mol = 84g$

答: 1.5mol 铁原子的质量是 84g。

例 1-3: 计算 5.85g NaCl 的物质的量是多少? 有多少个 Na^+ 和 Cl^-?

解: $m(NaCl) = 5.85g, M(NaCl) = 58.5g/mol$

∴ $n(NaCl) = \dfrac{m(NaCl)}{M(NaCl)} = \dfrac{5.85g}{58.5g/mol} = 0.1mol$

∵ $NaCl = Na^+ + Cl^-$

∴ $n(Na^+) = n(Cl^-) = n(NaCl) = 0.1mol$

∴ $N(Na^+) = n(Na^+) \cdot N_A = 0.1mol \times 6.02 \times 10^{23} mol^{-1} = 6.02 \times 10^{22}(个)$

∴ $N(Cl^-) = n(Cl^-) \cdot N_A = 0.1mol \times 6.02 \times 10^{23} mol^{-1} = 6.02 \times 10^{22}(个)$

答: 5.85g NaCl 的物质的量是 0.1mol,有 6.02×10^{22} 个 Na^+ 和 6.02×10^{22} 个 Cl^-。

通过物质的量 n 和摩尔质量 M,把肉眼看不见的微观粒子数 N 与宏观可称量的物质质量 m 联系起来,从而给科学研究带来了极大的方便。

第 2 节　溶液的浓度

溶液与医学有着密切的联系。例如人体内的血液、细胞内液、细胞外液以及其他体液都是溶液。在医药临床中经常要使用溶液,如给病人输液必须在一定的浓度下进行。溶液的浓度是指一定量的溶液中所含溶质的量。可用下式表示:

$$溶液浓度 = \frac{溶质(量)}{溶液(量)}$$

一、溶液浓度的表示方法

(一) 物质的量浓度

物质的量浓度是指溶质 B 的物质的量 n_B 与溶液体积 V 之比,用符号 c_B 或 $c(B)$ 表

示,即:

$$c_B = \frac{n_B}{V}$$

物质的量浓度的常用单位是 mol/L 或 mmol/L(1mol/L=1000mmol/L)。

例1-4: 某硫酸溶液 200ml 中含 0.1mol 的 H_2SO_4,试问该硫酸溶液的物质的量浓度为多少?

解: ∵ $n(H_2SO_4) = 0.1mol$　　$V = 200ml = 0.2L$

$$c_B = \frac{n_B}{V}$$

∴ $c(H_2SO_4) = \frac{n(H_2SO_4)}{V} = \frac{0.1mol}{0.2L} = 0.5mol/L$

答: 该硫酸溶液的物质的量浓度为 0.5mol/L。

例1-5:《中国药典》规定生理盐水的规格是:500ml 的生理盐水中含有 4.5g NaCl,计算生理盐水的物质的量浓度为多少?

解: ∵ $m(NaCl) = 4.5g$　　$V = 500ml = 0.5L$　　$M(NaCl) = 58.5g/mol$

∵ $n_B = \frac{m}{M_B}$,　$c_B = \frac{n_B}{V}$

∴ $c_B = \frac{m}{M_B V}$

∴ $c(NaCl) = \frac{m(NaCl)}{M(NaCl)V} = \frac{4.5g}{58.5g/mol \times 0.5L} = 0.154mol/L$

答: 生理盐水的物质的量浓度为 0.154mol/L。

例1-6: 配制 500ml 0.1mol/L NaOH 溶液,需称量固体 NaOH 多少克?

解: ∵ $c(NaOH) = 0.1mol/L$　　$V = 500ml = 0.5L$　　$M(NaOH) = 40g/mol$

$$c_B = \frac{n_B}{V} = \frac{m}{M_B V}$$

∴ $m = c(NaOH) \cdot M(NaOH) \cdot V = 0.1mol/L \times 40g/mol \times 0.5L = 2g$

答: 需称量固体 NaOH 2g。

人体血液中含有一定浓度的葡萄糖,简称**血糖**。血糖是供给人体活动的主要能量来源,正常人体空腹血糖为 3.9~6.1mmol/L,糖尿病患者的空腹血糖高于 7.0mmol/L。

例1-7: 人体的血容量规律是 100kg 体重含血容量 7~8L,一个体重为 60kg 的成年人,空腹状态下血液中的葡萄动态保有量是多少? 计算一下你自己血液中的葡萄糖动态保有量(g)。

解: 已知人体的血容量规律是 100kg 体重含血容量 7~8L,取平均值 7.5L

∵ $m = 60kg$

∴ 血容量平均值

$$V = \frac{60kg \times 7.5L}{100} = 4.5L$$

正常人体空腹血糖:3.9~6.1mmol/L,取平均值 $C(C_6H_{12}O_6) = 5.0mmol/L = 5.0 \times 10^{-3}mol/L$

$$M(C_6H_{12}O_6) = 180g/mol$$

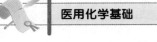

$$\therefore \text{血糖总量}: m = C(C_6H_{12}O_6) \times V \times M(C_6H_{12}O_6)$$
$$= 5.0 \times 10^{-3} \text{mol/L} \times 4.5\text{L} \times 180\text{g/mol}$$
$$= 4.05\text{g}$$

答:体重为 60kg 的成年人空腹状态下血液中的葡萄糖总量是 4.05 克。

(二) 质量浓度

质量浓度是指溶质 B 的质量 m_B 与溶液体积 V 之比,用符号 ρ_B 或 $\rho(B)$ 表示,即:

$$\rho_B = \frac{m_B}{V}$$

在化学和医学上质量浓度的单位常用 g/L 或 mg/L 表示(1g/L = 1000mg/L)。

质量浓度 ρ_B 一定要用下角标或者括号表明基本单元,避免与密度符号 ρ 混淆。

例 1-8:临床上治疗酸中毒常用乳酸钠($NaC_3H_5O_3$)注射针剂,规格是每支 20ml 中含乳酸钠的质量是 2.24g,计算该乳酸钠注射针剂的质量浓度为多少?

解:$\because m(NaC_3H_5O_3) = 2.24\text{g}$ $V = 20\text{ml} = 0.02\text{L}$

$$\therefore \rho(NaC_3H_5O_3) = \frac{m(NaC_3H_5O_3)}{V} = \frac{2.24\text{g}}{0.02\text{L}} = 112\text{g/L}$$

答:该乳酸钠注射针剂的质量浓度是 112g/L。

世界卫生组织(WHO)提议:在注射液的标签上要同时写明质量浓度和物质的量浓度,如静脉注射用的生理盐水(氯化钠注射液)$\rho(NaCl) = 9\text{g/L}$,$c(NaCl) = 0.154\text{mol/L}$(临床上常用的 0.9% 氯化钠、5% 葡萄糖注射液其质量浓度分别为 9g/L 氯化钠和 50g/L 葡萄糖)。

(三) 体积分数

体积分数是指在相同的温度和压力下,溶质 B 的体积 V_B 与溶液体积 V 之比,用符号 φ_B 或 $\varphi(B)$ 表示,即:或

$$\varphi_B = \frac{V_B}{V}$$

体积分数的量纲为 1,也可以说单位是 1,可用小数或百分数来表示。

当溶质在常温常压下是液态时,临床上常用体积分数来表示这种溶液的浓度。如临床上用的消毒酒精的体积分数为 $\varphi_B = 0.75$ 或 $\varphi_B = 75\%$,它表示的物理意义是 100ml 消毒酒精中含纯酒精(乙醇)75ml。

例 1-9:在 311K 温度时,人的动脉血中 100ml 含氧气 19.6ml,求此温度下,人的动脉血中含氧气的体积分数。

解:$\because V_{O_2} = 19.6\text{ml}$ $V = 100\text{ml}$

$$\therefore \varphi_{O_2} = \frac{V_{O_2}}{V} = \frac{19.6\text{ml}}{100\text{ml}} = 0.196$$

答:此温度下人动脉血中含氧气的体积分数为 0.196。

(四) 质量分数

质量分数是指溶质 B 的质量 m_B 与溶液的质量 m 之比,用符号 ω_B 或 $\omega(B)$ 来表示,即:

$$\omega_B = \frac{m_B}{m}$$

质量分数的量纲和体积分数一样也是 1，也可以说单位是 1，用小数或百分数来表示。例如：工业浓硫酸的质量分数是 $\omega_B = 0.98$ 或 $\omega_B = 98\%$。即 100g 浓硫酸溶液中含纯硫酸是 98g。

例 1-10：将 10g 的 $KMnO_4$ 溶于 100g 的水配成溶液，则这种溶液的质量分数是多少？

解：$\because$ $m(KMnO_4) = 10g$　$m = 100g + 10g = 110g$

$$\therefore \omega_{KMnO_4} = \frac{m_{KMnO_4}}{m} = \frac{10g}{110g} \approx 0.091$$

答：这种溶液的质量分数是 0.091。

二、溶液的配制

溶液的配制是用固体溶质直接配制一定浓度的溶液。

一定质量的溶液的配制，其配制步骤是：计算→称量→溶解→转移和洗涤→定容→混匀→装瓶贴标签。

例 1-11：配制 500ml 9g/L NaCl 溶液。

（1）计算：$\because$ $\rho_B = \frac{m_B}{V}$

　　　　　$\therefore$ $m(NaCl) = \rho(NaCl) \times V = 9g/L \times 0.5L = 4.5g$

（2）称量：用天平称量 4.5g NaCl 固体。

（3）溶解：将已称量的 NaCl 倒入小烧杯中，加适量蒸馏水，用玻璃棒搅拌使其完全溶解。

（4）转移和洗涤：将溶解完的 NaCl 溶液通过玻璃棒引流至 500ml 容量瓶中，并用蒸馏水洗涤小烧杯和玻璃棒 2~3 次，将洗涤液一并转移至容量瓶中。

（5）定容：向容量瓶中继续加蒸馏水至离刻度线 1~2cm 处，改用胶头滴管逐滴滴加，直到液体凹液面最低处与刻度线水平相切。

（6）混匀：塞紧容量瓶瓶塞，用食指顶住瓶塞，另一只手手指托住瓶底，将容量瓶上下颠倒 10~20 次，混合均匀。

（7）装瓶贴标签：将配制好的溶液倒入试剂瓶中，贴上标签后保存。

三、溶液的稀释

在溶液中加入溶剂，使溶液的体积增大而浓度减小的过程称为**溶液的稀释**。在实际工作中经常会遇到溶液的稀释，在市场上所购的分析纯或其他高浓度的溶液必须稀释后再使用，如硫酸、盐酸和农药。临床上常常要配制稀释溶液。

由于稀释时只加入溶剂而未加入溶质，所以溶液在稀释前后溶质的量保持不变。即：

稀释前溶质的量=稀释后溶质的量

由此可得稀释公式为：

$$c_{B_1} \cdot V_1 = c_{B_2} \cdot V_2$$

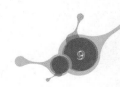

$$\rho_{B_1} \cdot V_1 = \rho_{B_2} \cdot V_2$$
$$\varphi_{B_1} \cdot V_1 = \varphi_{B_2} \cdot V_2$$

上述稀释公式可以统一用一个式子来表示,即:

$$c_1 \cdot V_1 = c_2 \cdot V_2$$

式中 c 为浓度,V 为体积。应用此公式时,c_1 和 V_1 分别表示稀释前浓溶液的浓度和体积,c_2 和 V_2 分别表示稀释后稀溶液的浓度和体积。

使用稀释公式时,一定要注意:浓度的表示方法和体积的单位前后要一致。

溶液的稀释通常有五个步骤:计算→量取→定容→混匀→装瓶贴标签。

例 1-12:配制 1g/L KCl 溶液 100ml,需取 10g/L KCl 溶液多少毫升,如何配制?

解:(1)计算:

$\because \rho_{B_1} = 10g/L \quad \rho_{B_2} = 1g/L \quad V_2 = 100ml$

$\rho_{B_1} \cdot V_1 = \rho_{B_2} \cdot V_2$

$\therefore V_2 = \dfrac{\rho_{B_2} \times V_2}{\rho_{B_1}} = \dfrac{1 \times 100ml}{10} = 10ml$

(2)量取:用 100ml 量筒准确量取 10ml KCl 溶液。

(3)定容:用玻璃棒将蒸馏水引流至量筒中,至距刻度线 1~2cm 处,改用胶头滴管逐滴滴加,直到液体凹液面最低处与 100ml 刻度线水平相切。

(4)混匀:用玻璃棒搅拌均匀。

(5)装瓶贴标签:将配制好的 KCl 溶液倒入试剂瓶中,贴上标签后保存。

溶液的配制与稀释操作步骤见图 1-2。

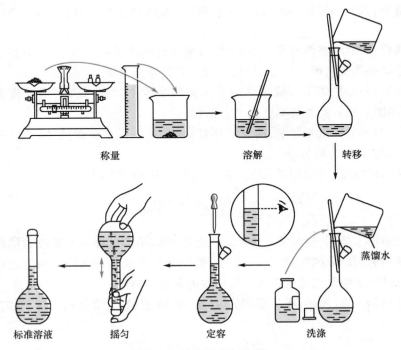

图 1-2　溶液的配制步骤

四、临床注射液的配制

临床上配制药品,遵从溶液的配制和溶液的稀释原理,使用的仪器虽然具有特殊性,但是也符合化学仪器的特点和原理。临床护理中配制药物溶液常用的仪器有:注射器、输液瓶、安瓿、量杯或量筒等,下面主要介绍注射器输液瓶和安瓿。

(一) 注射器

1. 注射器的结构与型号 注射器由空筒、活塞和针头三部分组成的(图1-3),空筒上标有容量刻度,临床上用的注射器规格有:1ml、2ml、5ml、10ml、20ml、30ml、50ml、100ml等八种。针头的型号有:41/2、5、51/2、6、61/2、7、8、9 号。

目前常用的有玻璃类和塑料类。塑料类是一次性使用的。

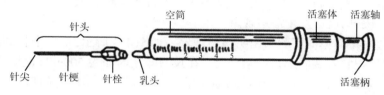

图 1-3 注射器的结构

2. 注射器的化学仪器特性与使用方法 注射器中空筒部分是容装药品的主要容器,该部分具有相应容积的刻度,能够定量吸取相应体积的药品,也可以吸取相应体积的溶液对药品进行稀释。注射器的的空筒部分相当于化学玻璃仪器中的吸量管或移液管。与移液管相比较,注射器是密封或半密封仪器,便于无菌和注射操作。

配制注射液时,常常将注射器与药瓶配合使用。如配置 500U/ml 青霉素 1ml,往往是取 80 万单位规格的青霉素(粉末),通过注射器向药瓶(相当于烧杯)定量注入生理盐水,多次稀释而达到要求。临床上,有时在配制药品溶解后需要多次稀释至所需浓度,如青霉素皮试液:500 单位(U)/ml 青霉素的生理盐水溶液的配制方法见表1-1。

表 1-1　青霉素稀释步骤

步骤	青霉素	加生理盐水(ml)	每 ml 药液青霉素含量(U/ml)	要点与说明
①	取 1 瓶 80 万单位	4.0	20 万	用 5ml 注射器
②	取①液,推出多余液,保留 0.1ml	至1(约 0.9)	2 万	换用 1ml 注射器
③	取②,操作同上	0.9	2000	配制时需将溶液摇匀
④	取③液,推出多余液,保留 0.25ml	至1(约 0.75)	500	皮试注入量 0.1ml

(二) 输液瓶、安瓿

1. 输液瓶 输液瓶用于病人输液时装所输人体内医用配置的液体的瓶子。规格有 50、100、250、500(ml)(口径分为 20mm、26mm、28mm)不等体积大小输液瓶,常用的有玻璃类和塑料类,瓶塞常用橡胶,以便完全密封。

2. 安瓿 一种密封的小瓶,用于盛装药液小型玻璃容器。常用于存放注射用的药物以及疫苗、血清等,容量一般为 1~25ml。

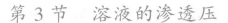

第3节　溶液的渗透压

一、渗透现象和渗透压

将一滴蓝色染料滴入清水中,蓝色染料逐渐进入清水中并形成均匀的蓝色水溶液,此过程称为**扩散**。假设在很浓的蔗糖溶液的液面上缓慢地加一层清水,不停地运动是分子的特性,则水分子会从上层进入下层;同时,蔗糖分子从下层进入上层。一段时间后,上面的水也有甜味了,最后可形成浓度均匀一致的溶液。这也是**扩散现象**。

有一种特殊性质的薄膜,它只允许较小的溶剂水分子自由通过而溶质分子很难通过,这种薄膜称为**半透膜**。半透膜有天然存在的,如动物的膀胱膜、肠衣、鸡蛋衣、生物的细胞膜等;也可以人工制得,如羊皮纸、火棉胶、玻璃纸和硫酸纸等。如果用半透膜将蔗糖溶液和纯水隔开,就会发生渗透现象。

下面通过一个简单的实验来说明渗透现象。如图1-4所示,把一个长颈漏斗口用半透膜扎紧,然后把它安装固定在铁架台上。在长颈漏斗内加入500g/L蔗糖溶液,而在烧杯中放入一定量的水,先使烧杯和长颈漏斗里外液面相平。一段时间后,可以看到长颈漏斗中液面慢慢升高,升到某个高度(h)后不再上升。液面上升是由于烧杯内的水透过半透膜进入到蔗糖溶液中。这种溶剂分子通过半透膜由纯溶剂进入溶液或由稀溶液进入浓溶液的现象称为渗透现象,简称**渗透**。

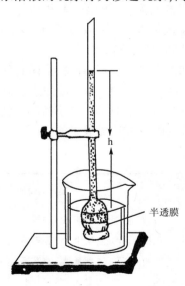

图1-4　渗透现象示意图

渗透现象可以用分子的扩散来解释。由于在半透膜内是蔗糖溶液,而膜外是纯水,因此半透膜内、外溶剂水的浓度(单位体积内水分子的个数)不相等,蔗糖溶液中水分子个数小于纯溶剂中水分子的个数。因此,单位时间内从纯溶剂水进入蔗糖溶液的水分子数要比从蔗糖溶液进入纯水中的水分子数多得多,由此产生了渗透现象。结果表现为水不断透过半透膜渗入蔗糖溶液,使蔗糖溶液的浓度逐渐变稀而体积逐渐增大,溶液的液面不断上升,至某一高度后停止。

为什么液面上升到某一高度静止不动呢？这是因为随着渗透的进行,管内溶液的液面逐渐升高,产生液体压力,管内液柱的压力迫使纯水中的水分子从外进入蔗糖溶液的速度逐渐变慢。当管中的液面上升到一定高度时,水分子透过半透膜向里外两个方向渗出的速度相等,即单位时间内水分子从纯水进入溶液的数目与从溶液进入纯水的数目相等,体系达到动态平衡,称为**渗透平衡**。这时管内液面不再变化,渗透现象不再进行。此时管内液柱所产生的压强称为蔗糖溶液的渗透压。若用半透膜把两种不同浓度的溶液隔开同样会发生渗透现象,这时水分子透过半透膜从稀溶液渗入浓溶液中去。

由此可见,渗透现象的实质是水分子由纯水向溶液或由稀溶液向浓溶液方向渗透的过程,但必须有半透膜存在,否则不会发生渗透现象,只会出现扩散现象。总之,产生渗透现象必须具备两个条件:一是有半透膜存在;二是半透膜两侧溶液有浓度差。

渗透压的大小可以用管内、外液面高度之差(h)来衡量。这段液面高度之差所产生的压强即为该溶液的渗透压。因此渗透压可以定义为:将两种浓度不同的溶液用半透膜隔开,恰能阻止渗透现象继续发生,而达到动态平衡的压力,称为渗透压。

渗透压的单位为帕(Pa)或千帕(kPa),医学上常用千帕(kPa)。

二、渗透压与溶液浓度的关系

凡是溶液都有渗透压。溶液浓度不同,渗透压不同。实验证明:稀溶液渗透压的大小与单位体积溶液中所含溶质的粒子数(分子或离子)及绝对温度成正比,而与溶质的本性无关。这个规律称为渗透压定律。

溶液中起渗透作用的粒子总浓度称为渗透浓度。因此渗透浓度越大,渗透压就越大;渗透浓度越小,渗透压就越小。在温度确定时,如果比较两种溶液的渗透压大小,只需比较两者的渗透浓度大小即可。

电解质溶液与非电解质溶液在计算渗透浓度时是不同的。

在非电解质溶液中,由于不发生电离,一个分子就是一个粒子,产生渗透作用的粒子就是非电解质分子。对于任何非电解质溶液来说,在相同温度下,只要物质的量浓度相同,单位体积内溶质的粒子数目就相同,它们的渗透压也必然相等。如 $0.1mol/L$ 葡萄糖($C_6H_{12}O_6$)溶液和 $0.1mol/L$ 蔗糖($C_{12}H_{22}O_{11}$)溶液,它们的渗透压相等。当两种非电解质溶液的物质的量浓度不同时,浓度较大的溶液,渗透压也较大。如 $c(C_6H_{12}O_6) = 0.2mol/L$ 溶液的渗透压是 $c(C_6H_{12}O_6) = 0.1mol/L$ 溶液渗透压的 2 倍。

在强电解质溶液中,由于强电解质分子全部电离成离子,使溶液中的粒子数成倍增加。因此,强电解质溶液中溶质粒子的物质的量浓度是电解质电离出的阴、阳离子的物质的量浓度的总和。不同的强电解质溶液,即使物质的量浓度相等,渗透压也未必相等。

例 1-13:比较 $0.1mol/L$ NaCl 溶液与 $0.1mol/L$ CaCl$_2$ 溶液的渗透压大小。

解:NaCl、CaCl$_2$ 是强电解质,在水中的电离情况如下:

$$NaCl = Na^+ + Cl^-$$
$$CaCl_2 = Ca^{2+} + 2Cl^-$$

$0.1mol/L$ NaCl 溶液中离子(粒子)总浓度为 $0.2mol/L$;而 $0.1mol/L$ CaCl$_2$ 溶液中离子(粒子)总浓度为 $0.3mol/L$ 。所以 $0.1mol/L$ CaCl$_2$ 溶液的渗透压大于 $0.1mol/L$ NaCl 溶液的渗透压。

例 1-14:比较 $0.308mol/L$ 葡萄糖溶液和 $9g/L$ NaCl 溶液的渗透压。

解:先把 $9g/L$ NaCl 溶液的质量浓度换算成物质的量浓度。

$$\because \ m = \rho_{NaCl} \cdot V, n_B = \frac{m}{M_B}$$

$$\therefore \ c_{NaCl} = \frac{n_{NaCl}}{V} = \frac{\rho_{NaCl} \times V}{M_{NaCl} \times V} = \frac{\rho_{NaCl}}{M_{NaCl}}$$

$$c_{NaCl} = \frac{\rho_{NaCl}}{M_{NaCl}} = \frac{9g/L}{58.5g/mol} = 0.154mol/L$$

$$\because \quad NaCl = Na^+ + Cl^-$$

$\therefore$ NaCl 溶液中溶质粒子浓度为 0.154mol/L×2 = 0.308mol/L

答:0.308mol/L 葡萄糖溶液与 9g/L NaCl 溶液的渗透压相等。

三、渗透压在医学上的意义

(一) 医学中的渗透单位

医学上除了用千帕(kPa)表示溶液渗透压外,还常采用毫渗摩尔浓度,又称毫渗量/升(mOsmol/L)。**毫渗量/升(mOsmol/L)** 是指溶液中能产生渗透效应的各种物质粒子(分子或离子)的总浓度以毫摩尔每升(mmol/L)来计算的渗透压单位。

(二) 等渗溶液、高渗溶液与低渗溶液

溶液的渗透压高低是相互比较而言的。在相同温度下,渗透压相等的两种溶液,称为等渗溶液。对于渗透压不相等的两种溶液,渗透压高的溶液称为高渗溶液,渗透压低的溶液称为低渗溶液。

在临床实践中,溶液的等渗、高渗或低渗是以人体血浆总渗透压作为判断标准的。血浆中各种阴阳离子的总浓度约为 300mmol/L,即正常人血浆的总渗透浓度约为 300mmol/L。所以,临床上规定凡临床上使用的溶液,渗透压在 280~320mmol/L 范围内的溶液称为**等渗溶液**;溶液浓度低于 280mmol/L 的称为**低渗溶液**;溶液浓度高于 320mmol/L 的称为**高渗溶液**。在实际应用中,略低于 280mmol/L 或略高于 320mmol/L 的溶液,在临床上也作为等渗溶液使用。

临床上常用的等渗溶液有:

0.154mol/L(9g/L)NaCl 溶液(生理盐水);

0.278mol/L(50g/L)葡萄糖溶液;

1/6mol/L(18.7g/L)乳酸钠溶液;

0.149mol/L(12.5g/L)NaHCO₃ 溶液。

临床上常用的高渗溶液有:

2.78mol/L(500g/L)葡萄糖溶液;

0.60mol/L(50g/L)NaHCO₃ 溶液。

0.278mol/L 葡萄糖氯化钠溶液(生理盐水中含 0.278mol/L 葡萄糖),毫摩尔浓度应为 278+308 = 586mmol/L。

输液是临床治疗中常用的处置之一。输液必须掌握的基本原则是不因输入液体而影响血浆渗透压,所以大量输液时,应该使用等渗溶液。

下面讨论红细胞分别在 3 种不同浓度的 NaCl 溶液中所产生的现象。

(1) 如将红细胞放到高渗的 0.256mol/L NaCl 溶液中,在显微镜下可以看到红细胞逐渐皱缩,这种现象称为胞浆分离。因为这时红细胞内液的渗透压小于外面的 0.256mol/L NaCl 溶液的渗透压,因此,水分子由红细胞内向外渗透,使红细胞皱缩。

(2) 如将红细胞放到等渗的生理盐水中,在显微镜下看到红细胞维持原状。这是因为红细胞与生理盐水渗透压相等,细胞内外达到渗透平衡的缘故。

(3) 如将红细胞放到低渗的 0.068mol/L NaCl 溶液中,在显微镜下可以看到红细胞逐渐膨胀,最后破裂,医学上称这种现象为溶血。这是因为红细胞内液的渗透压大于外

面的 0.068mol/L NaCl 溶液的渗透压,因此,水分子就要向红细胞内渗透,使红细胞膨胀,以致破裂。图 1-5 为红细胞在不同浓度 NaCl 溶液中的形态图。

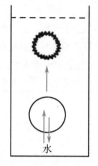 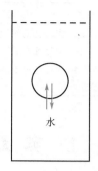 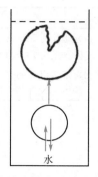

甲、红细胞置于0.256mol·L⁻¹　　　乙、红细胞置于0.154mol·L⁻¹　　　丙、红细胞置于0.068mol·L⁻¹
氯化钠溶液中逐渐皱缩　　　　　　氯化钠溶液中保持原来形状　　　　氯化钠溶液中逐渐膨胀,
　　　　　　　　　　　　　　　　　　　　　　　　　　　　　　　　　　　　　最后破裂

图 1-5　红细胞在不同浓度 NaCl 溶液中的形态示意图

在医疗工作中,不仅大量补液时要注意溶液的渗透压,就是小剂量注射时,也要考虑注射液的渗透压。但临床上也经常用高渗溶液,如渗透压比血浆约高 10 倍的 2.78mol/L 葡萄糖溶液。因对急需增加血液中葡萄糖的患者,如用等渗溶液,注射液体积太大,所需注射时间太长,不易收效,耽误治疗。需要注意,用高渗溶液作静脉注射时,用量不能太大,注射速度要缓慢,否则易造成局部高渗引起红细胞皱缩;高渗溶液浓度越大,滴注速度越慢;当高渗溶液缓缓注入体内时,可被大量体液稀释成等渗溶液。

四、晶体渗透压与胶体渗透压

人体血浆中既有小分子(如葡萄糖等)和小离子(如 Na^+、Cl^-、HCO_3^- 等),也有大分子和大离子胶体物质(如蛋白质、核酸等)。血浆总渗透压是这两类物质所产生的渗透压的总和。由小分子和小离子所产生的渗透压称为**晶体渗透压**,由大分子和大离子所产生的渗透压称为**胶体渗透压**。晶体渗透压和胶体渗透压具有不同的生理功能。

细胞膜是一种间隔着细胞内液和细胞外液的半透膜,它只允许水分子自由透过而不允许其他分子和离子透过。由于晶体渗透压远大于胶体渗透压,因此水分子的渗透方向主要取决于晶体渗透压。当人体缺水,或者饮入大量食盐时,细胞外液各种溶质的浓度升高,外液的晶体渗透压增大,于是细胞内液中的水分子将向细胞外液渗透,造成细胞皱缩。食入过多的食盐,也是造成高血压的原因之一。晶体渗透压维持细胞内外水的相对平衡。

毛细血管壁也是体内的一种半透膜。晶体渗透压对维持血管内外血液和组织间液的水盐平衡不起作用,因此这一平衡只取决于胶体渗透压。人体因某种原因导致血浆蛋白质减少时,血浆的胶体渗透压降低,血浆中的水和其他小分子、小离子就会透过毛细血管壁而进入组织间液,导致血容量(人体血液总量)降低,组织间液增多,这是形成水肿的原因之一,人若长期缺乏蛋白质,造成胶体渗透压过低,容易引起水肿。胶体渗透压维持血容量和血管内外水及盐的相对平衡。

血浆渗透压的形成及其生理意义见表 1-2。

表 1-2　血浆渗透压的形成及其生理意义

血浆渗透压	形成	特点	生理意义
晶体渗透压	由无机盐、葡萄糖等低分子晶体物质,主要是 NaCl 形成	晶体分子易透过毛细血管壁,不易透过细胞膜	对维持细胞内外水分的正常交换和分布、保持细胞正常形态有重要作用
胶体渗透压	出血浆蛋白等高分子胶体物质,主要是白蛋白形成	胶体颗粒不易透过毛细血管壁	对调节毛细血管内外水分的正常交换和分布、维持血容量有重要作用

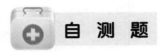

自 测 题

一、本章自我小结

项目	内容
物质的量	符号:＿＿＿＿＿＿　　　单位:＿＿＿＿＿＿
阿伏伽德罗常数	符号:＿＿＿＿＿＿　　　单位:＿＿＿＿＿＿
	数值为:＿＿＿＿＿＿
摩尔质量	符号:＿＿＿＿＿　　单位:＿＿＿＿＿　　　NaOH 的摩尔质量为:＿＿＿＿＿
	物质的量、物质的质量与摩尔质量之间的关系式为:＿＿＿＿＿＿
物质的量浓度	符号:＿＿＿＿＿　单位:＿＿＿＿＿　　物质的量浓度的公式为:＿＿＿＿＿
质量浓度	符号:＿＿＿＿＿　单位:＿＿＿＿＿　　质量浓度的公式为:＿＿＿＿＿
质量分数	符号:＿＿＿＿＿　　　质量分数的公式为:＿＿＿＿＿
体积分数	符号:＿＿＿＿＿　　体积分数的公式为:＿＿＿＿＿
固体溶液的配制	固体溶液的稀释步骤为:＿＿＿＿＿
液体溶液的稀释	稀释公式为:＿＿＿＿＿
溶液的渗透压	液体溶液的稀释步骤为:＿＿＿＿＿
溶液的渗透压	用半透膜把纯溶剂与溶液或稀溶液与浓溶液隔开,溶剂分子的渗透方向为＿＿＿＿。
	渗透压定律的重要意义在于,在一定温度下,稀溶液的渗透压只与一定量溶液中溶质的＿＿＿＿成正比,而与溶质的＿＿＿＿无关。
	医学上的等渗溶液是以＿＿＿＿为标准确定的。
	晶体渗透压是由＿＿＿＿产生的渗透压,其主要生理功能为＿＿＿＿。
	胶体渗透压是由＿＿＿＿产生的渗透压,其主要功能为＿＿＿＿。
综合归纳	将质量为 m(单位 g)的 NaCl,溶于水,制成体积为 V(单位 L)的溶液,基本单元 NaCl 的摩尔质量为 M,请填写下列虚线空格:

NaCl物质的质量 m　÷＿＿＿＿　⇌　NaCl物质的量　×＿＿＿＿　⟶　NaCl基本单元数数目

×＿＿＿＿　　　　÷＿＿＿＿

×＿＿＿＿　⇅　÷＿＿＿＿

NaCl物质的量浓度

二、选择题

1. 下列叙述正确的是(　　)
   A. 摩尔是物质质量的单位
   B. 摩尔是物质数量的单位
   C. 1mol H_2O 的质量是18g
   D. 氧气的摩尔质量是32g

2. 符号 M_B 表示的物理量是(　　)
   A. 质量浓度　　　　B. 物质的量
   C. 物质质量　　　　D. 摩尔质量

3. 符号 n_B 表示的物理量是(　　)
   A. 质量浓度　　　　B. 物质的量浓度
   C. 物质的量　　　　D. 体积分数

4. 物质的量是表示(　　)
   A. 物质数量的量
   B. 物质质量的量
   C. 物质基本单元数目的物理量
   D. 物质单位的量

5. 下列说法中,正确的是(　　)
   A. 1mol O 的质量是32g/mol
   B. OH^- 的摩尔质量是17g
   C. 1mol H_2O 的质量是18g/mol
   D. CO_2 的摩尔质量44g/mol

6. Na 的摩尔质量为(　　)
   A. 23　　　　　　　B. 23g
   C. 23mol　　　　　D. 23g/mol

7. 下列物质中,物质的量为1.5mol 的是(　　)
   A. 147g H_2SO_4　　B. 22g CO_2
   C. 5g H_2　　　　　D. 80g NaOH

8. 下列物质各1mol,质量最大的是(　　)
   A. H_2　　　　　　B. HCl
   C. NH_3　　　　　D. H_2O

9. 中和 20g NaOH,需要 H_2SO_4 的物质的量是(　　)
   A. 0.25mol　　　　B. 0.4mol
   C. 0.5mol　　　　　D. 1mol

10. 生理盐水的质量浓度为(　　)
    A. 19g/L　　　　　B. 19mol/L
    C. 0.9g/L　　　　　D. 9g/L

11. 从 200ml 1.5mol/L NaOH 溶液中取出 50ml,剩余溶液的物质的量浓度为(　　)
    A. 6mol/L　　　　　B. 3mol/L
    C. 2mol/L　　　　　D. 1.5mol/L

12. 1L NaOH 溶液中含有 20g NaOH,该溶液物质的量浓度为(　　)

    A. 0.05mol/L　　　B. 0.5mol/L
    C. 0.4mol/L　　　　D. 0.01mol/L

13. 0.1mol/L NaCl 溶液 250ml,需称 NaCl(　　)
    A. 1.42g　　　　　B. 1.44g
    C. 1.46g　　　　　D. 1.48g

14. 静脉滴注 0.9g/L NaCl 溶液,红细胞结果会(　　)
    A. 正常　　　　　　B. 基本正常
    C. 皱缩　　　　　　D. 溶血

15. 0.154mol/L NaCl 溶液的渗透浓度(以 mmol/L 表示)为(　　)
    A. 0.308　　　　　B. 308
    C. 154　　　　　　D. 0.154

16. 人体血液平均每 100ml 中含 K^+ 19mg,则血液中 K^+ 的渗透浓度约为(以 mmol/L 表示)(　　)
    A. 0.0049　　　　　B. 4.9
    C. 49　　　　　　　D. 490

17. 将 12.5g 葡萄糖溶于水,配成 250ml 溶液,该溶液的质量浓度为(　　)
    A. 25g/L　　　　　B. 5.0g/L
    C. 50g/L　　　　　D. 0.025g/L

18. 下列 4 种质量浓度相同的溶液中,渗透压最大的是(　　)
    A. 蔗糖溶液　　　　B. 葡萄糖溶液
    C. KCl 溶液　　　　D. NaCl 溶液

19. 会使红细胞发生皱缩的是(　　)
    A. 12.5g/L $NaHCO_3$ 溶液
    B. 1.00g/L NaCl 溶液
    C. 112g/L $NaC_3H_5O_3$ 溶液
    D. 50g/L 葡萄糖溶液

20. 欲使被半透膜隔开的两种溶液处于渗透平衡,则必须有(　　)
    A. 两溶液物质的量浓度相同
    B. 两溶液体积相同
    C. 两溶液的质量浓度相同
    D. 两溶液渗透浓度相同

三、填空题

1. 物质的量的符号是_____,单位符号是_____。

2. 阿伏加德罗常数的符号是_____,数值是_____。

3. 摩尔质量的符号是_____,单位符号是_____。

4. H_2O 和 H_2SO_4 的摩尔质量分别为_____和

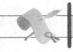

_____。

5. 碳酸钠的摩尔质量 M(Na₂CO₃)= _____,53g Na₂CO₃ 的物质的量 n(Na₂CO₃)= _____,0.5mol Na₂CO₃ 的质量 m(Na₂CO₃)= _____。

6. 物质的量浓度的符号是 _____,单位符号是 _____。

7. 质量浓度的符号是 _____,单位符号是 _____。

8. 将 40g NaOH 固体溶于水配成 500ml 溶液,该溶液的质量浓度为 _____。

9. 将 0.5mol NaCl 固体溶于水配成 100ml 溶液,该溶液的物质的量浓度为 _____。

10. 稀释定律的实质是稀释前后 _____不变,稀释公式是 _____。

四、判断题

1. 将红细胞放入某氯化钠水溶液中出现破裂,该氯化钠溶液为高渗溶液。( )

2. 两个等渗溶液以任意体积比混合所得溶液仍为等渗溶液。( )

3. 血浆中小分子(或离子)物质的含量低于高分子物质,所以晶体渗透压一定小于胶体渗透压。( )

五、计算题

1. 将 4g NaOH 溶于水配制成 250ml 溶液,求该溶液的物质的量浓度和质量浓度。

2. 如何配制 100ml 的生理盐水?

3. 如何用 0.95 的医用酒精配制体积分数 0.75 的消毒酒精 100ml?

2

第2章 电解质溶液

> 根据化合物在水溶液里或熔化状态下能否导电,可将其分为电解质和非电解质。人们将在水溶液中或熔融状态下能导电的化合物称为电解质,其水溶液称为电解质溶液。
>
> 电解质与人体关系密切,学习有关电解质的一些基本理论,对于医学专业课的学习具有非常重要的意义。

第 1 节 化学平衡

 案例 2-1

张某,2015 年 12 月 8 日,在家中煤气中毒送医院急救。在救治过程中,医生根据中毒情况分别采取了将病人抬至通风处,常压供氧、高压氧舱供氧等治疗措施。病人家属有些不理解,医生解释说,这是利用化学平衡移动原理,帮助病人尽快康复,防止留下后遗症。

问题:1. 什么是可逆反应? 什么是化学平衡?

2. 请根据平衡移动原理解释,CO 中毒后医生采取的以上措施。

有些化学反应,反应物几乎能全部转化为生成物。但有些反应,无论反应多长时间,反应物都不能完全转化为生成物。这就涉及反应进行的程度问题——化学平衡。

一、可逆反应和化学平衡

1. 可逆反应 在一定条件下,有些反应一旦发生,就能不断进行,直到反应物几乎完全转化为生成物,即反应只向一个方向进行。这样的单向反应称为**不可逆反应**。例如,氢气与氧气发生的反应:

$$2H_2 + O_2 \xrightarrow{\text{点燃}} 2H_2O$$

但大多数化学反应,在同一反应条件下,能同时向两个相反的方向进行。如合成氨反应:$N_2 + 3H_2 \rightleftharpoons 2NH_3$,在一定条件下,氮气和氢气化合生成氨,同时,有一部分氨又分解为氮气和氢气。这类在同一反应条件下,能同时向两个相反方向进行的双向化学反应,称为**可逆反应**。在化学反应方程式中,常用"$\rightleftharpoons$"代替"="来表示反应的可逆性。

在可逆反应中,通常将从左向右进行的反应称为正反应,将从右向左进行的反应称为**逆反应**。

可逆反应的特点是:在密闭的容器中,可逆反应无论进行多久,反应物和生成物总是同时存在,即反应不能进行到底。因为在一定条件下,当反应开始时,容器中只有反应物,反应物的浓度最大,此时正反应速率($v_{正}$)最大,逆反应速率($v_{逆}$)为零。随着反应的进行,反应物的浓度逐渐减小,正反应速率也逐渐减小,同时,生成物的浓度逐渐增大,逆反应速率也逐渐增大。当反应进行到一定的程度时,就会出现正反应速率和逆反应速率相等($v_{正} = v_{逆}$)的状态,即在单位时间内,正反应反应物减少的分子数,恰好等于逆反应生成的反应物分子数。此时,反应物和生成物浓度均不再随时间改变,但化学反应并没有停止,仍然继续进行着,可逆反应处于一种特定的状态,即化学平衡状态。如图 2-1 中,从 t_1 时刻开始反应体系所处的状态。

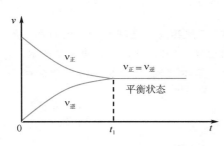

图 2-1　可逆反应的反应速率变化示意图

2. 化学平衡　在一定条件下,可逆反应的正反应速率等于逆反应速率,反应物浓度和生成物浓度不再随时间改变,此时反应体系所处的状态称为化学平衡。

化学平衡的主要特点:

(1)"**等**",平衡状态下,可逆反应的正反应速率等于逆反应速率。

(2)"**定**",平衡状态下,反应物和生成物浓度各自保持恒定,不再随时间的变化而变化。

(3)"**动**",化学平衡是一种动态平衡。在平衡状态下,可逆反应仍在进行。

(4)"**变**",化学平衡是有条件的、相对的、暂时的平衡,当条件改变时,原有的化学平衡即被破坏而发生移动,在新的条件下建立新的平衡。

(5)"**限**",化学平衡状态是一定条件下可逆反应进行的最大限度。

二、浓度对化学平衡的影响

当一个可逆反应达到化学平衡状态后,如果改变反应物或生成物的浓度,平衡状态会发生什么变化?

由实验可看出,在稀释后的血红色溶液中加入 $FeCl_3$ 溶液或 $KSCN$ 溶液,颜色变深,即 $K_3[Fe(SCN)_6]$ 的浓度增大。

$$FeCl_3 + 6KSCN \Longleftrightarrow K_3[Fe(SCN)_6] + 3KCl$$

该实验说明,增大反应物的浓度,正反应速率加快,平衡状态被破坏,使化学平衡向正反应方向移动,达到新的平衡状态时,生成物的浓度增大。在稀释后的血红色溶液中加入固体 KCl,颜色变浅,即 $K_3[Fe(SCN)_6]$ 的浓度减小。该实验说明,增大生成物的浓度,逆反应速率加快,平衡状态被破坏,使化学平衡向逆反应方向移动。达到新的平衡状态时,生成物的浓度减小。

实验证明:在其他条件不变时,增大反应物的浓度或减小生成物的浓度,化学平衡向正反应方向移动;增大生成物的浓度或减小反应物的浓度,化学平衡向逆反应方向移动。

案例中张某煤气中毒,医生进行处置是根据如下化学平衡:

$$O_2 + HbCO \Longleftrightarrow CO + HbO_2$$

为了增加 HbO_2 浓度和置换出 CO,使化学平衡向正反应方向进行,可以采取降低 CO 浓度,增加 O_2 的浓度的方法,即将病人置于通风处,常压供氧、高压氧舱供氧等。

一氧化碳与血红蛋白结合成一氧化碳血红蛋白($HbCO$),不仅降低了血球携带氧的能力,而且还抑制、延缓了氧合血红蛋白(HbO_2)的解析与释放,导致机体组织因缺氧而坏死,严重时则可能危及人的生命。

除去浓度对化学平衡有影响外,温度、压强等因素也可以影响化学平衡。

这种由于反应条件的改变,可逆反应从一种平衡状态向另一种平衡状态转变的过程称为化学平衡的移动。

第 2 节　电　解　质

将几种浓度相同的电解质溶质并联、通电,观察现象。实验结果表明,盐酸、氢氧化钠、氯化钠溶液连接的灯泡较亮,而氨水和醋酸溶液连接的灯泡则较暗(图 2-2)。

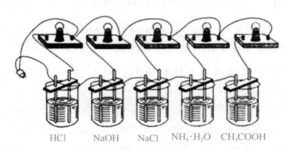

图 2-2　几种电解质溶液的导电性实验

灯泡的明亮程度不一样,说明浓度相同的不同电解质,在同一条件下的导电能力不同。溶液的导电能力强弱与溶液中单位体积内能自由移动的离子的数目相关,即:单位体积内自由移动的离子数目越多,溶液的导电能力就越强;离子数目越少,溶液的导电能力就越弱。而相同浓度的溶液中离子数目的多少就与该电解质的电离程度相关。根据电解质电离程度不同,可把电解质分为强电解质和弱电解质。

一、强 电 解 质

在水溶液里能完全电离成阴、阳离子的电解质称为强电解质。实验证明,强酸(如硫酸、盐酸、硝酸等)、强碱(如氢氧化钠、氢氧化钾、氢氧化钡等)和绝大多数的盐(如氯化钠、碳酸钠、碳酸氢钠等)都是强电解质。

强电解质在水中均以离子形式存在,其电离过程是不可逆的,电离方程式可表示为:

$$HCl = H^+ + Cl^-$$
$$NaOH = Na^+ + OH^-$$
$$NaCl = Na^+ + Cl^-$$

二、弱 电 解 质

在水溶液里只有部分电离成阴、阳离子的电解质称为弱电解质。实验证明,弱酸(如醋酸、碳酸)、弱碱(如氨水)、水和少数盐类(如氯化汞)是弱电解质。

弱电解质的水溶液中,弱电解质分子电离成离子的同时,部分离子又相互结合成分子,其电离过程是可逆的,电离方程式用"$\rightleftharpoons$"表示。如:

$$NH_3 \cdot H_2O \rightleftharpoons NH_4^+ + OH^-$$

多元弱酸的电离分步进行,如碳酸(H_2CO_3):

第一步 $H_2CO_3 \rightleftharpoons H^+ + HCO_3^-$

第二步 $HCO_3^- \rightleftharpoons H^+ + CO_3^{2-}$

多元弱酸电离时,第一步的电离程度较大,第二步电离程度较小,并依次递减。

(一) 弱电解质的电离平衡

弱电解质的电离过程是可逆的。例如:

$$CH_3COOH \rightleftharpoons CH_3COO^- + H^+$$

正反应是弱电解质醋酸分子的电离,逆反应是醋酸根离子与氢离子结合成弱电解质醋酸分子。开始时,CH_3COOH 浓度大,醋酸分子电离的正反应速率较大,CH_3COOH 电离成 CH_3COO^- 和 H^+。随着电离不断进行,溶液里 CH_3COO^- 和 H^+ 的浓度逐渐增大,正反应方向电离速率逐渐减慢,CH_3COO^- 和 H^+ 结合成 CH_3COOH 的逆反应速率逐渐加快,在某一时刻两速率相等,此时,溶液中 CH_3COOH、CH_3COO^- 和 H^+ 的浓度不再随时间而改变,即达到了电离平衡状态。

在一定条件下,当弱电解质分子电离成离子的速率和离子重新结合成弱电解质分子的速率相等时的状态,称为弱电解质的电离平衡状态,简称**电离平衡**。

电离平衡与其他化学平衡一样,为动态平衡,当浓度、温度等条件改变时,电离平衡也会发生移动。

(二) 同离子效应

实验结果表明,在醋酸中滴加紫色石蕊试液,溶液因呈酸性而显红色。加入醋酸钠后,溶液红色变浅,说明酸性减弱,即 H^+ 浓度减小。

$$CH_3COOH \rightleftharpoons CH_3COO^- + H^+$$
$$CH_3COONa \longrightarrow CH_3COO^- + Na^+$$

这是因为加入醋酸钠后,CH_3COONa 是强电解质,在溶液里全部电离成 CH_3COO^- 和 Na^+,溶液中 CH_3COO^- 浓度显著增大,破坏了醋酸 CH_3COOH 的电离平衡,使平衡向左移动,当达到新的平衡时,溶液里的 H^+ 浓度减小,溶液的红色变浅。

在弱电解质溶液里,加入和弱电解质具有相同离子的强电解质,使弱电解质的电离程度减小的现象称为同离子效应。

链 接

水和电解质紊乱

水和电解质离子(如 K^+、Na^+、Ca^{2+}、Mg^{2+}、HCO_3^-、Cl^-、HPO_4^{2-}、SO_4^{2-}、等),广泛分布在细胞内外,参与体内许多重要的生理功能和代谢活动,对维持正常生命活动起着非常重要的作用。体内水和电解质离子的动态平衡是通过神经、体液的调节实现的。

电解质紊乱,通俗地讲就是人体内的电解质离子浓度不在正常范围内的情况。临床上常见的水与电解质代谢紊乱有高渗性脱水、低渗性脱水、等渗性脱水、水肿、水中毒、低钾血症和高钾血症等。

水和电解质代谢紊乱可使全身各系统特别是心血管系统、神经系统的生理功能和机体的物质代谢发生相应的障碍,严重时常可导致死亡。因此,水和电解质代谢紊乱是医学科学中极为重要的问题之一,受到了医学科学工作者的普遍重视。

第3节　水的电离平衡和溶液的酸碱性

案例2-2

郭某,男,20岁,主诉既往"糖尿病"病史,经体检及辅助检查,初步诊断为:①1型糖尿病,糖尿病性酮症酸中毒、乳酸酸中毒;②电解质紊乱,高钾血症、高钠血症。

问题:1. 什么是酸中毒? 如何纠正酸中毒?

　　　 2. 正常人体如何维持酸碱性?

上述病例可以通过水的电离平衡和溶液的酸碱性理解和解释。

水可以溶解许多种物质,我们前面提到的溶液通常多以水作为溶剂。自然界和生活中的水都属于溶液,而我们要学习的是纯净的水(H_2O)。

一、水的离子积与水的电离平衡

通过精密仪器测量发现,水有微弱的导电性,说明水可以离解出极少量的带电微粒,属于弱电解质。

$$H_2O \rightleftharpoons H^+ + OH^-$$

实验测得,25℃时,1L纯水(55.5mol)中仅有10^{-7}mol水分子电离,可以电离出H^+和OH^-各10^{-7}mol。这两种离子浓度的乘积为常数,用K_w表示为:

$$K_w = [H^+][OH^-] = 1 \times 10^{-7} \times 1 \times 10^{-7} = 1 \times 10^{-14}$$

K_w称为水的离子积常数,简称水的离子积。K_w随温度变化而改变,例如:100℃时,K_w为1×10^{-12}。

由于存在水的电离平衡,$[H^+]$、$[OH^-]$呈现反比关系,即其中一种增大,另一种一定会减小。因此常温下,纯水及任何一种稀溶液中的$[H^+]$和$[OH^-]$的乘积都是1×10^{-14}。

二、溶液的酸碱性

溶液的酸碱性与溶质的性质和水的电离平衡有关。

(一) 溶液的酸碱性与$[H^+]$的关系

由于纯水中,$[H^+]$和$[OH^-]$相等,因此纯水既不显酸性也不显碱性,属于中性。

向纯水中加入酸,由于酸电离的H^+多,$[H^+]$的增大,使水的电离平衡向左发生移动,当达到新平衡时,溶液中的OH^-减少,则$[H^+]>[OH^-]$。因此任何水溶液中,如果$[H^+]>[OH^-]$,该溶液呈酸性。

向纯水中加入碱,由于碱电离的OH^-多,$[OH^-]$的增大,使水的电离平衡向左发生移动,当达到新平衡时,溶液中H^+减少,则$[H^+]<[OH^-]$。因此任何水溶液中,如果$[H^+]<[OH^-]$,该溶液呈碱性。

由此可见,任何水溶液中,H^+和OH^-共存,H^+的浓度越大,OH^-的浓度就越小,溶液的酸性越强;OH^-的浓度越大,H^+的浓度就越小,溶液的碱性越强;当$[H^+]$和$[OH^-]$相等时,溶液呈中性。

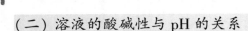

(二) 溶液的酸碱性与 pH 的关系

溶液的酸碱性可以用 H^+ 或 OH^- 浓度表示,习惯上常用 $[H^+]$ 表示。当溶液中 H^+ 的浓度很小时,用 pH 表示溶液的酸碱性更方便。pH 为氢离子浓度的负常用对数:

$$pH = -lg[H^+]$$

例如:$[H^+] = 1×10^{-7}mol/L$ 则 $pH = -lg1×10^{-7} = 7$

   $[H^+] = 1×10^{-3}mol/L$ 则 $pH = -lg1×10^{-3} = 3$

   $[H^+] = 1×10^{-10}mol/L$ 则 $pH = -lg1×10^{-10} = 10$

例:求 $0.001mol/L$ NaOH 溶液的 pH。

解:∵ $c_{NaOH} = 0.001mol/L$

  $NaOH = Na^+ + OH^-$

   1mol   1mol

   0.001mol   0.001mol

 ∴ $[OH^-] = c_{NaOH} = 0.001mol/L = 1×10^{-3}mol/L$

  根据 $K_W = [H^+][OH^-] = 10^{-14}$

 ∴ $[H^+] = K_W/[OH^-] = 1×10^{-14}/1×10^{-3} = 1×10^{-11}mol/L$

  则 $pH = -lg[H^+] = 11$

答:$0.001mol/L$ NaOH 溶液的 pH 为 11。

由 $[H^+]$ 与 pH 的关系可知,$[H^+]$ 越大,溶液的酸性越强,pH 越小;$[H^+]$ 越小,溶液的碱性越强,pH 越大。溶液酸碱性与 $[H^+]$、pH 的关系可表示为:

   中性溶液 $[H^+] = [OH^-]$ $pH = 7$

   酸性溶液 $[H^+] > [OH^-]$ $pH < 7$

   碱性溶液 $[H^+] < [OH^-]$ $pH > 7$

三、盐溶液的酸碱性

(一) 盐的分类

盐是酸碱中和反应的产物,盐的水溶液会表现出怎样的酸碱性呢?

实验结果表明:相同浓度的盐溶液,表现出不同的酸碱性。盐溶液的酸碱性与生成盐的酸和碱有关。

首先根据生成盐的酸和碱的强弱,可以将盐分为四类(表 2-1)。

表 2-1   常见盐的类型

酸+碱	盐的类型	实例
强酸+强碱	强酸强碱盐	$NaCl$、Na_2SO_4、KNO_3
强酸+弱碱	强酸弱碱盐	NH_4Cl、NH_4NO_3、$CuSO_4$
弱酸+强碱	弱酸强碱盐	CH_3COONa、$NaHCO_3$、Na_2CO_3
弱酸+弱碱	弱酸弱碱盐	CH_3COONH_4

(二) 各类盐溶液的酸碱性

1. 强酸强碱盐   以 NaCl 为例分析:NaCl 为强电解质,溶解在水中完全电离出 Na^+ 和 Cl^-,两种离子与 H_2O 及其电离产生的 H^+、OH^- 混和,没有发生变化,溶液中的 $[H^+] =$

[OH⁻],则 NaCl 溶液呈中性。由此可知,强酸强碱盐溶液均为中性,pH＝7。

2. 强酸弱碱盐　以 NH_4Cl 为例分析:由于 $NH_3 \cdot H_2O$ 是弱电解质,NH_4Cl 为强电解质。NH_4Cl 溶解在水中完全电离出 NH_4^+ 和 Cl^-,两离子与 H_2O 电离产生的 H^+、OH^- 相遇,NH_4^+ 与 OH^- 结合成水合氨分子,即生成弱电解质 $NH_3 \cdot H_2O$(HCl 是强电解质,因此在水中 Cl^- 不与 H^+ 结合),因此溶液中 [OH^-] 减小,根据水的离子积常数规律,[H^+] 与 [OH^-] 成反比,因此 [H^+] 增大,此时溶液中 [H^+]>[OH^-],呈酸性。由此可知,强酸弱碱盐的溶液为酸性,pH < 7。

$$NH_4^+ + H_2O \rightleftharpoons NH_3 \cdot H_2O + H^+$$

3. 弱酸强碱盐　以 CH_3COONa 为例分析:CH_3COOH 是弱电解质,CH_3COONa 为强电解质,CH_3COONa 溶解在水中完全电离出 Na^+ 和 CH_3COO^-,两种离子与 H_2O 及其电离产生的 H^+、OH^- 相遇,CH_3COO^- 和 H^+ 结合生成弱电解质 CH_3COOH($NaOH$ 是强电解质,因此在水中 Na^+ 不与 OH^- 结合),因此溶液中 [H^+] 减小,根据水的离子积常数规律,[H^+] 与 [OH^-] 成反比,因此 [OH^-] 增大,溶液中 [H^+]<[OH^-],呈碱性。由此可知,弱酸强碱盐的溶液为碱性,pH>7。

$$CH_3COO^- + H_2O \rightleftharpoons CH_3COOH + OH^-$$

4. 弱酸弱碱盐　弱酸弱碱盐电离产生的阴阳离子与水电离的 H^+、OH^- 分别结合生成弱酸和弱碱,溶液的酸碱性需要比较生成的弱酸、弱碱的强弱来决定,情况比较复杂,在此不做讨论。

后三类盐溶液中,盐的离子与水中的 H^+ 或 OH^- 反应生成弱电解质,我们把这类反应称为**盐的水解反应**,是酸碱中和反应的逆反应。强酸强碱盐的溶液中没有新物质生成,则没有发生盐的水解反应。

链　接

溶液酸碱性对人体的重要意义

溶液的酸碱性对药物作用、生物体的生理调节等有重要的意义。如正常人血液的 pH 值始终保持在 7.35~7.45 之间。临床上将血液的 pH 小于 7.35 称为酸中毒,pH 大于 7.45 时称为碱中毒。

如果人体发生酸中毒,临床上常常利用一些强碱弱酸盐纠正,例如:碳酸氢钠、乳酸钠等。此类盐溶液中盐发生水解反应,溶液显弱碱性,可以中和血液中过多的酸性物质,使人体血液得以恢复到正常。如果人体发生碱中毒,可以利用 NH_4Cl 等来辅助治疗。

除了身体代谢出现障碍能够引起人体酸中毒或碱中毒,一些观点认为,某些药物或不合理的饮食也有引起酸、碱中毒的可能。比如:运动后饮用可乐等碳酸饮料,吃过多的甜食等。

人体各种体液和代谢产物的正常 pH 见表 2-2。

表 2-2　人体各种体液和代谢产物的正常 pH

体液	pH
成人胃液	0.9~1.5
婴儿胃液	5.0
唾液	6.35~6.85
胰液	7.5~8.0
小肠液	7.6
大肠液	8.3~8.4
乳汁	8.0~6.9
泪水	7.4
尿液	4.8~7.5
脑脊液	7.35~7.45

第4节　缓冲溶液

很多化学反应、生物体生存,都需要在特定的酸碱性环境中进行,比如人体维持血液正常 pH 相对恒定是机体进行正常生理活动的基本条件之一。但人们每天从食物中摄入各种酸性或碱性的食物,血液却仍能保持正常的 pH 范围,这主要靠人体中多种缓冲对在发挥缓冲作用。

实验结果表明:$NH_4Cl-NH_3 \cdot H_2O$ 混和溶液在外来少量酸或碱的影响下,没有发生 pH 的明显改变,我们把这种作用称为缓冲作用。

一、缓冲作用和缓冲溶液

能对抗外来少量强酸、强碱或稀释,而保持溶液的 pH 几乎不变的作用称为缓冲作用。具有缓冲作用的溶液称为缓冲溶液。

二、缓冲溶液的组成

缓冲溶液要发挥缓冲作用,必须既具有能抗酸的成分,又具有能抗碱的成分,两种成分之间可以通过化学平衡相互转化。我们把具有这种关系的两种成分称为缓冲对。

1. 常见弱酸及其对应盐组成的缓冲对

抗酸成分	抗碱成分
CH_3COONa	CH_3COOH
$NaHCO_3$	H_2CO_3
NaH_2PO_4	H_3PO_4

2. 常见弱碱及其对应盐组成的缓冲对

抗酸成分	抗碱成分
$NH_3 \cdot H_2O$	NH_4Cl
$NH_3 \cdot H_2O$	NH_4NO_3

3. 多元弱酸的酸式盐及其对应次级盐组成的缓冲对

抗酸成分	抗碱成分
Na_2CO_3	$NaHCO_3$
Na_2HPO_4	NaH_2PO_4
Na_3PO_4	Na_2HPO_4

三、缓冲溶液在医学上的意义

在医学和生物学中,利用各种缓冲对维持一定的生物酸碱度具有广泛的积极意义。

1. 维持生物酶活性环境 生物体中的各种酶控制着诸多生物活性反应,每一种酶都需要在一定的 pH 环境中才能发挥活性。例如:胃蛋白酶在 pH 为 1.5~2.0 活性最强,如果 pH 超过 4.0 就会完全失去活性。

2. 血库中血液的保存 为了保证血液的正常使用,在存放过程中,会在血液中加入一些缓冲对及其他必要的成分,防止血液凝固或变质。

3. 微生物的培养 培养各种微生物,需要提供其所需的酸碱性环境。例如发酵时加入相应的缓冲对,维持一定的 pH 环境有助于达到微生物顺利繁殖的目的。

4. 组织切片和细菌染色 制作组织切片或细菌样本时,需要对其进行染色,以便于在显微镜下观察。染色过程中利用缓冲溶液调整适当的酸碱性,能保证切片和细菌的染色效果。

5. 中草药成分的提取 一些中草药活性成分的提取,为防止其结构被破坏或生物活性丧失,需要在一定的酸碱性环境下完成。

6. 药物溶液配制 某些药物在不同酸碱性环境中的结构会发生变化,为了保证药物的药效正常发挥,维持其所需的酸碱性条件,需要加入相应的缓冲溶液。

链 接

缓冲溶液在人体中的作用

机体每天在代谢过程中,均会产生一定量的酸性或碱性物质并不断地进入血液,都可能影响到血液的酸碱度。尽管如此,人体正常血液的pH维持在7.35~7.45之间,如果pH改变0.1单位以上,就会表现出酸中毒或碱中毒,甚至可能危及生命。要维持pH在这么小的范围,血液中各种缓冲对发挥了重要的作用。

1. 血浆中的缓冲对 血液中血浆含有的缓冲对有H_2CO_3-$NaHCO_3$、NaH_2PO_4-Na_2HPO_4、血浆蛋白-Na^+-血浆蛋白,其中H_2CO_3-$NaHCO_3$最为重要。

$$肺 \qquad\qquad 肾$$
$$\uparrow \qquad\qquad\qquad \uparrow$$
$$H_2O + CO_2 \rightleftharpoons H_2CO_3 \rightleftharpoons H^+ + HCO_3^-$$

2. 红细胞中的缓冲对 血液的红细胞中含有的缓冲对为H_2CO_3-$KHCO_3$、KH_2PO_4-K_2HPO_4、血红蛋白-K-血红蛋白、氧合血红蛋白-K-氧合血红蛋白。其中以血红蛋白和氧合血红蛋白最为重要。

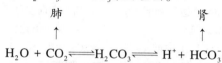

一、本章自我小结

项目	内容
化学平衡	化学平衡的特征:_____、_____、_____、_____、_____浓度对化学平衡的影响规律:_____、_____。
电解质	强电解质_____;弱电解质_____。
	定义:_____。
	电离程度:_____。
	溶液中存在形式:_____。
	常见物质类型:_____。
水的电离平衡	室温下,水的离子积常数为_____。
溶液酸碱性的表示	酸性溶液:[H^+]_____[OH^-]、pH_____7;
	中性溶液:[H^+]_____[OH^-]、pH_____7;
	碱性溶液:[H^+]_____[OH^-]、pH_____7。
盐溶液的酸碱性	强酸强碱盐:_____水解,溶液显_____性;
	强酸弱碱盐:_____水解,溶液显_____性;
	弱酸强碱盐:_____水解,溶液显_____性;
	弱酸弱碱盐:_____水解。

续表

项目	内容
缓冲溶液	定义：_____； 缓冲对的组成：_____ ⇌ _____； 血浆中最重要的缓冲对：_____。

二、选择题

1. 可逆反应 $N_2+3H_2 \rightleftharpoons 2NH_3$ 达到平衡时,下列说法中正确的是(　　)
   - A. N_2 和 H_2 不再化合
   - B. N_2、H_2、NH_3 各自浓度保持恒定
   - C. N_2、H_2、NH_3 浓度相等
   - D. 正、逆反应速率等于零

2. 合成氨反应 $N_2+3H_2 \rightleftharpoons 2NH_3$ 已达平衡后,为提高 NH_3 的产量,可采取的措施是(　　)
   - A. 增大 N_2 浓度
   - B. 减小 H_2 浓度
   - C. 减小 N_2 浓度
   - D. 增大 NH_3 浓度

3. 可逆反应 $FeCl_3+6KSCN \rightleftharpoons K_3[Fe(SCN)_6]$（血红色）$+3KCl$ 已达平衡后,加入少量的 KCl 固体,可使溶液颜色(　　)
   - A. 变深
   - B. 变浅
   - C. 不变
   - D. 变色

4. 下列物质中,属于强电解质的是(　　)
   - A. 硫酸
   - B. 醋酸
   - C. 氨水
   - D. 碳酸

5. 对于弱电解质溶液,下列说法正确的是(　　)
   - A. 溶液中没有溶质分子,只有离子
   - B. 溶液中没有离子,只有溶质分子
   - C. 溶液中只有溶质分子和溶剂分子存在
   - D. 弱电解质的电离是不完全的

6. 下列物质中,属于弱电解质的是(　　)
   - A. 氯化钠
   - B. 葡萄糖
   - C. 氢氧化钠
   - D. 水

7. 硝酸铵溶液呈(　　)性
   - A. 中性
   - B. 酸性
   - C. 碱性
   - D. 无法判断

8. 对酸性溶液描述正确的是(　　)
   - A. $[H^+] \geqslant [OH^-]$
   - B. $[H^+] > [OH^-]$
   - C. $[H^+] \leqslant [OH^-]$
   - D. $[H^+] < [OH^-]$

9. 下列溶液因发生水解反应而显碱性的是(　　)
   - A. HCl
   - B. NaOH
   - C. $NH_3 \cdot H_2O$
   - D. $KHCO_3$

10. 室温下,溶液中 $[OH^-] = 1.0 \times 10^{-8}$ mol/L,则溶液的 pH 为(　　)
    - A. 6
    - B. 7
    - C. 8
    - D. 10

11. 下列可组成缓冲对的是(　　)
    - A. NaOH-NaCl
    - B. HCl-CH_3COOH
    - C. $NH_3 \cdot H_2O$-NH_4NO_3
    - D. H_2CO_3-Na_2CO_3

12. 在 $H_2CO_3 \rightleftharpoons HCO_3^- + H^+$ 平衡体系中,能使电离平衡向左移动且 pH 减小的是(　　)
    - A. 加氢氧化钠
    - B. 加盐酸
    - C. 加水
    - D. 加碳酸氢钠

三、判断题

1. 可逆反应是指既能从左向右进行,又能从右向左进行的反应。(　　)

2. 电解质都能在水溶液中导电。(　　)

3. 弱电解质的电离平衡是化学平衡的一种。(　　)

4. 酸性溶液中只有氢离子,碱性溶液中只有氢氧根离子。(　　)

5. KCl 溶液显中性是因为发生了水解反应。(　　)

6. H_2CO_3-$NaHCO_3$ 缓冲对能对抗外来任何酸碱,pH 不变。(　　)

四、计算题

1. 胃液的 pH 大约为 2,请计算胃液的氢离子浓度和氢氧根离子浓度。

2. 浓度为 0.01mol/L 的氢氧化钠溶液,溶液中的氢离子浓度是多少? 溶液的 pH 是多少?

五、问答题

1. 人的呼吸是氧气分子与血红蛋白质进行可逆反应的化学过程。写出氧气分子与血红蛋白质进行可逆反应的化学反应方程式,并解释,肺气肿病人为什么要进入高压氧舱进行治疗?

2. 请判断醋酸钠（CH_3COONa）溶液的酸碱性,并说出溶液中含有哪些离子?

3. 说出血浆和红细胞中缓冲体系的缓冲对,并指出最主要的缓冲对。

4. 红细胞中缓冲体系的缓冲对,并指出最主要的缓冲对。

3

第3章　医学常见无机化合物

元素周期表揭示了化学世界的内在规律,依据这些规律,我们将去探索一个变化无穷的化学世界。本章介绍周期表及周期表中的一些重要元素,从中了解和掌握与医学相关的元素及其化合物,知道它们在医学领域的应用。

第 1 节　元素周期表

根据元素周期律,把电子层数相同的各种元素,按照原子序数的递增从左到右排成一横行,再把不同横行中最外层电子数相同的元素,按原子序数的递增从上到下排成一纵列,这样得到一张表,就是元素周期表(见附录元素周期表)。

元素周期表是元素周期律的具体表现形式,它反映了元素之间相互联系的规律性。

一、元素周期表的结构

(一)周期

把电子层数相同、按照原子序数递增的顺序排列的一个横行,称为 1 个周期。元素周期表有 7 个横行,每个横行依次用 1、2、3、4、5、6、7 表示,即为 7 个周期。**周期**的序数就是该周期元素具有的电子层数。

各个周期里的元素数目并不完全相同。第 1 周期里有 2 种元素,第 2、3 周期里各有 8 种元素,由于 1、2、3 周期元素的数目比较少,统称为**短周期**。第 4、5 周期中各有 18 种元素,第 6 周期有 32 种元素,这 3 个周期元素的数目比较多,统称为**长周期**。第 7 周期目前只有 26 种元素,还未填满,称为**不完全周期**。

第 6 周期中从 57 号元素镧(La)到 71 号元素镥(Lu)共 15 种元素,它们的电子层结构和性质都非常相似,总称**镧系元素**。为了使周期表的结构紧凑,把镧系元素放在周期表的同一位置,并按原子序数递增的顺序,将它们另列在表的下方。

第 7 周期中从 89 号元素锕(Ac)到 103 号元素铹(Lr)也有 15 种元素,它们的电子层结构和性质也非常相似,总称为**锕系元素**,也把它们放在周期表的同一位置,并按原子序数递增的顺序,将它们另列在表下方镧系元素的下面。

(二)族

周期表中有 18 个纵行。除左起第 8、9、10 这 3 个纵行合称为Ⅷ族外,其余 15 个纵行,每个纵行称为 1 个族。族序数用罗马数字Ⅰ、Ⅱ、Ⅲ、Ⅳ、Ⅴ、Ⅵ、Ⅶ等表示。

由短周期元素和长周期元素共同构成的族称为**主族**，周期表中共有 7 个主族，用字母 A 表示，如 IA、IIA……ⅦA，主族序数等于元素原子的最外层电子数。完全由长周期元素构成的族称为**副族**，用字母 B 表示，如 IB、IIB……ⅦB，周期表中共有 7 个副族。由稀有气体元素构成的族称为 **0 族**。

因此，在整个元素周期表里有 7 个主族、7 个副族、1 个Ⅷ族、1 个 0 族，共 16 个族。副族元素和 VIII 族元素又称为过渡元素，这些元素都是金属元素，所以又叫作过渡金属元素。把镧系和锕系元素称为内过渡元素。

二、元素周期表的意义

1869 年，俄国科学家门捷列夫编制了第一张元素周期表，它把当时所有已知的化学元素纳入一个具有内在联系的整体表格之内，成为我们日后进行化学学习、研究的重要工具，在科学和生产上有着广泛应用。

1. 判断元素的一般性质　人们从元素周期表中找到了元素性质的变化规律——元素周期律，根据某元素在元素周期表中的位置，判断该元素的化学性质，为研究元素的化学性质提供了方便。

2. 寻找新材料　实践证明，性质相似的元素往往有类似的用途，这些元素一般都集中在周期表中的某一区域。如常用来制农药的元素有 F、Cl、S、P、As 等，它们都在周期表的右上角，研究这一区域的元素就有可能找到制造新品种农药的原料。又如在过渡元素或它们的化合物中寻找催化剂和耐高温、耐腐蚀的材料等。

第 2 节　医学常见金属及其化合物

截至目前为止，已经确定的元素中非金属有 22 种，其余大部分均为金属元素。本节主要学习常见的且与医学有关的金属元素及其化合物。

一、碱金属元素

（一）碱金属简介

ⅠA 族元素包括锂（Li）、钠（Na）、钾（K）、铷（Rb）、铯（Cs）、钫（Fr）6 种（表 3-1）。

表 3-1　元素性质随结构而呈周期性变化

元素名称	符号	核电荷数	电子层结构	原子半径（nm）	颜色和状态	密度（g·cm⁻³）	熔点（℃）
锂	Li	3	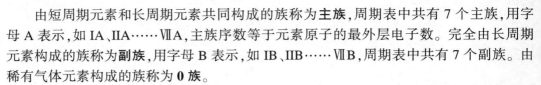	0.152	银白色，柔软	0.534	180.5
钠	Na	11		0.186	银白色，柔软	0.97	97.81
钾	K	19		0.227	银白色，柔软	0.86	63.65

续表

元素名称	符号	核电荷数	电子层结构	原子半径（nm）	颜色和状态	密度（g·cm^{-3}）	熔点（℃）
铷	Rb	37	2 8 18 8 1	0.248	银白色，柔软	1.532	38.89
铯	Cs	55	2 8 18 18 8 1	0.265	略带金色光泽，柔软	1.879	28.40

即时练

　　观察表3-1，可以看出，碱金属除铯略带金色光泽外，其余的都是_____色而且质地_____，有延展性。碱金属的密度都较小，尤其是锂、钠、钾。碱金属的熔点都较低，如铯在气温稍高时就是液态。此外，碱金属的导热、导电能力也都很强。从表3-1的数据分析还可得到一些规律性的知识：随着碱金属元素核电荷数的增加，它们的密度逐渐_____，熔点和沸点逐渐_____。

　　随着核电荷数的增多，它们的电子层数依次_____，原子半径逐渐_____。

　　它们原子最外层只有一个电子，极易失去电子成+1价离子，显示极强的金属性，且随着电子层数递增，金属性由弱到强递变顺序为：Li<Na<K<Rb<Cs，每一种碱金属元素都是同周期中金属性最强的元素。它们具有独特的物理性质。它们大都以化合态存在于自然界，化合物高度稳定，由于其氧化物、氢氧化物均溶于水，具有强碱性，故称为**碱金属**。碱金属的单质反应活性高，在自然状态下只能以盐类存在。钾、钠是海洋中的常量元素，在生物体中也有重要作用。

　　钾、钠元素的原子序数分别是11和19，在元素周期表中，钾、钠位于ⅠA族的第3周期和第4周期，它的化学性质符合ⅠA族元素的递变规律。

（二）钾、钠的性质

　　钾、钠位于同一主族中，它们的物理性质相似。都是银白色金属，比水轻。硬度较小，可用刀切割，接触空气后被氧化，颜色变暗。因此，钾、钠的单质不能接触空气，应放在煤油或液体石蜡中隔绝空气保存。

　　钾、钠都是很活泼的金属，在自然界均以化合态存在，没有单质。它们的盐广泛存在于陆地和海洋之中。

　　钠、钾比水轻，能浮在水面上，且与水发生剧烈反应；同时放出大量的热和气体，推动钠、钾在水面上滚动，且钾反应时有火焰；加入酚酞，无色透明的溶液变红，说明溶液呈碱性。

$$2Na + 2H_2O == 2NaOH + H_2 \uparrow$$
$$2K + 2H_2O == 2KOH + H_2 \uparrow$$

　　从上述反应现象中可以确定，金属钾与水反应的激烈程度强于金属钠，可见钾的金属性强于钠，验证了同一主族性质的递变规律。

（三）钾、钠在医学上的应用

Na$^+$、K$^+$是人体中重要的阳离子电解质,它们与Cl$^-$、HCO$_3^-$和HPO$_4^{2-}$等阴离子共同组成人体内的电解质,其中,钠离子主要存在细胞外,钾离子主要存在细胞内,它们在保持人体电解质平衡和维持溶液酸碱度等方面起着重要作用。

Na$^+$-K$^+$-ATP酶是人体细胞内能量代谢中最主要的酶,广泛分布于人体内各种组织细胞中,它催化ATP水解供能产热,对维持细胞正常生理功能起到重要作用。

二、医学常见金属元素及其化合物

（一）钙、镁元素

钙、镁同为第ⅡA族元素,镁位于第3周期,钙位于第4周期。钙、镁元素是生活中的常量元素,在人体新陈代谢过程中发挥着重要的生理作用。

钙的生理功能:血浆中的钙可作为血浆凝血因子,参与凝血过程。骨骼中的钙可引起肌肉收缩。同时钙也是许多酶的激活剂,是人体内重要的调节物质。

镁的生理功能:人体中的镁半数以上沉积在骨骼中。Mg^{2+}对神经、肌肉的兴奋性有镇静作用,还参与氨基酸的活化等,在维持机体内环境相对稳定和维持机体的正常生命活动中起着重要的作用。

食物中的镁与钙是最好的天然镇定剂。钙镁离子的多少也能衡量水质的好坏,我们所说的硬水和软水就是由钙、镁离子总浓度决定的。

链 接

硬水及其软化

水的硬度是指溶解在水中的钙盐与镁盐总含量的多少。含量多的硬度大,反之则小。1L水中含有10mg CaO(或者相当于10mg CaO)称为1度。软水就是硬度小于8的水,如雨水、雪水、纯净水等;硬度大于8的水为硬水,如矿泉水、自来水,以及自然界中的地表水和地下水等。硬水又分为暂时硬水和永久硬水。暂时硬水的硬度是由碳酸氢钙与碳酸氢镁引起的,经煮沸后可被去掉,这种硬度又叫碳酸盐硬度。永久硬水的硬度是由硫酸钙和硫酸镁等盐类物质引起的,经煮沸后不能去除。以上两种硬度合称为总硬度。

硬水的饮用还会对人体健康与日常生活造成一定的影响。没有经常饮硬水的人偶尔饮硬水,会造成肠胃功能紊乱,即所谓的"水土不服";用硬水做豆腐不仅会使产量降低、而且影响豆腐的营养成分。硬水经过处理后可以转化为软水。

（二）铝及其化合物

铝元素位于元素周期表的第3周期第ⅢA主族。铝元素在地壳中的含量仅次于氧和硅,居第三位,是地壳中含量最丰富的金属元素。铝常用于制作导线和电缆,铝箔常用于食品、饮料的包装等。

1. 金属铝 金属铝既显示金属性,又显示非金属性,铝是两性元素。铝遇到冷的浓硝酸、浓硫酸会产生钝化现象,在铝的表面反应生成一层氧化物保护膜,该氧化膜保护了内部的铝,使得反应不能够再继续进行下去。因此,人们也可以用铝制的容器装运浓硫酸或浓硝酸。由于酸、碱、盐等可直接腐蚀铝制品,铝制餐具不宜用来蒸煮或长时间存放具酸性、碱性或咸味的食物。

2. 氢氧化铝　氢氧化铝是几乎不溶于水的白色胶状物质。它能凝聚水中的悬浮物,又有吸附色素的性能。游泳池里用明矾作净水剂,就是应用了明矾水解所产生的胶状的 $Al(OH)_3$,其吸附能力很强,可以吸附水里的杂质,并形成沉淀,使水澄清。

氢氧化铝碱性较弱,在医药上用作抗酸剂,用于治疗消化性溃疡和反流性食管炎。

> **链　接**
>
> #### 铝对人体健康有害吗?
>
> 世界上有数百万计的老人患老年性痴呆症。许多科学家经过研究发现,老年性痴呆症与铝有密切关系。同时还发现,铝对人体的脑、心、肝、肾的功能和免疫功能都有损害。因此,世界卫生组织于 1989 年正式将铝确定为食品污染物而加以控制。由于使用铝制的炊具、餐具,会使铝溶在食物中而被摄入。大量的铝还来自含铝的食品添加剂。含铝的食品添加剂经常用于炸油条、油饼等油炸食品,含铝的食品添加剂的发酵粉还常用于蒸馒头、花卷、糕点等。据有关部门抽查的结果看,每千克油饼中含铝量超过 1000mg,如果吃 50g 这样的油饼,就超过了每人每天允许的铝摄入量。因此,要尽量少吃油炸食品,尽量少用含铝的膨松剂,尽量避免使用铝制的炊具及餐具。

(三) 铁及其化合物

1. 金属铁　铁位于元素周期表中第 4 周期第Ⅷ族,是和人类关系最密切的金属。铁在地壳中的含量约占 4.75%,仅次于氧、硅、铝,居第 4 位。它是一种历史悠久、应用最为广泛、用量最大的金属。

铁是人体中含量较多的微量元素,在体内分布很广,几乎所有组织中都含有铁。在人体内大部分铁是以离子形式与蛋白质结合,这些蛋白质统称为含铁蛋白质,其中血红蛋白中的铁是 Fe^{2+},含铁蛋白质主要的生理功能有:载氧、贮氧功能,传递电子的功能,运铁、贮铁的功能。

2. 铁的重要化合物　自然界中主要有含有 Fe^{2+} 亚铁离子和 Fe^{3+} 铁离子。

(1) 铁盐和亚铁盐的相互转化:Fe^{2+} 有还原性,Fe^{3+} 有氧化性。在一定条件下,二者可以相互转化。在强还原剂存在下,+3 价铁被还原成+2 价铁。例如

$$2FeCl_3 + Fe == 3FeCl_2$$

因此,实验室配制氯化亚铁溶液时,可加入少量铁粉或一枚铁钉,防止 Fe^{2+} 被氧化为 Fe^{3+}。

而在强氧化剂存在下,+2 价铁又能被氧化为+3 价铁。例如

$$2FeCl_2 + 2Cl_2 == 3FeCl_3$$

所以,Fe^{2+} 和 Fe^{3+} 在一定条件下能够相互转化。

(2) Fe^{3+} 的检验:用含有 Fe^{3+} 离子的 $FeCl_3$ 溶液与无色的 KSCN 溶液反应,生成血红色的 $Fe(SCN)_3$。

$$FeCl_3 + 3KSCN == Fe(SCN)_3 + 3KCl$$

此反应的产物比较复杂,但现象都是血红色,我们只是写出了其中的一种。

因亚铁盐溶液无此反应,故可用硫氰酸钾(或硫氰酸铵)检验 Fe^{3+} 的存在。

> **链　接**
>
> #### 铁与日常生活
>
> 人体运动出汗、排尿、女性月经和外伤出血等都会造成铁的流失。正常成年男性每日平

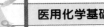

均流失铁 1~1.5mg，女性每日平均流失铁 2mg。人体每天流失的铁如果得不到足够补充，就会使体内的储存铁减少，部分人会出现不同程度的易疲劳、注意力不集中、畏寒怕冷等，若不及时进行补铁，就会发展为血清铁减少。此时，多数人都会有明显的缺铁体征：疲劳焦躁、工作能力下降、反应迟钝等。儿童缺铁会影响其生长发育，如果延误治疗，会出现缺铁性贫血。

自然界富含铁的食物很多，如牛肉、大豆、菠菜等。但因人体对食物中铁的吸收率非常低，有条件时还应选用一些有机铁补充剂。

第3节　医学常见非金属及其化合物

一、卤族元素

(一) 卤族元素简介

卤素是元素周期表中的第ⅦA族元素，包括氟（F）、氯（Cl）、溴（Br）、碘（I）、砹（At）五种元素。

卤素单质都是双原子分子，分子式分别为 F_2、Cl_2、Br_2、I_2。卤素单质主要的物理性质见表 3-2。

表 3-2　卤素的原子结构和单质的物理性质

元素符号	核电荷数	电子层结构	单质	颜色和状态	密度（常温）	沸点（℃）	熔点（℃）
氟 F	9	2 7	F_2	淡黄绿色气体	1.69g/L	−188.1	−219.6
氯 Cl	17	2 8 7	Cl_2	黄绿色气体	3.214g/L	−34.6	−101
溴 Br	35	2 8 18 7	Br_2	红棕色液体	3.119g/cm³	58.78	−7.2
碘 I	53	2 8 18 18 7	I_2	紫黑色固体	4.93g/cm³	184.4	113.5

即时练

从表 3-2 中可以看出，氟、溴、碘三种元素的原子最外电子层的电子数和氯原子相同，都是 _____ 个电子，但电子层数不同，依照氟、溴、碘的顺序而 _____（递增、递减）。因此它们的原子半径随着电子层数的增多而 _____（增大、减小）。

卤素单质的物理性质虽有较大的差别，但随着核电荷数的递增呈现规律性变化：常温下其状态从气体到固体：气态的为 _____，液态的为 _____ 固态的为 _____；颜色从 _____ 色到 _____ 色，由浅逐渐变深；密度、熔点、沸点规律是，它们都逐渐 _____。

卤素原子的最外层电子数都是 7，它们在化学反应中都容易得到 1 个电子，形成具有

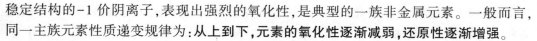

稳定结构的-1价阴离子,表现出强烈的氧化性,是典型的一族非金属元素。一般而言,同一主族元素性质递变规律为:**从上到下,元素的氧化性逐渐减弱,还原性逐渐增强**。

卤素单质的氧化性递减顺序:$F_2 > Cl_2 > Br_2 > I_2$

卤素离子的还原性递增顺序:$F^- < Cl^- < Br^- < I^-$

(二)卤素单质的性质

1. 卤素单质的化学性质 由于卤素单质具有很强的化学活性,因此它们在自然界不可能以游离状态存在,而是以稳定的化合物形式存在。这里以氯气为代表介绍一下卤素单质的化学性质。

(1)与氢气的反应:卤素单质都能和氢气直接化合,生成卤化氢。

氯气与氢气在常温没有光照的条件下混合,反应较慢,但在光照或加热时,氯气与氢气的反应会发生爆炸,反应瞬间完成,生成的氯化氢溶于水便形成盐酸。

$$Cl_2 + H_2 \xrightarrow{光照} 2HCl$$

(2)与水反应:氯气与水反应后生成"氯水",氯水中的次氯酸(HClO)是强氧化剂,能对自来水杀菌消毒,还可用作棉、麻和纸张等的漂白剂。次氯酸不稳定,易分解放出氧气,因此要将氯水通常置于棕色瓶子中,并避光保存。

$$Cl_2 + H_2O \Longrightarrow HCl + HClO$$
$$2HClO \Longrightarrow 2HCl + O_2 \uparrow$$

(3)与碱反应:氯气与氢氧化钙溶液反应,生成氯化钙和次氯酸钙,其中次氯酸钙是漂白粉的有效成分。在潮湿的空气里,次氯酸钙与空气里的二氧化碳和水蒸气反应,生成次氯酸。所以漂白粉具有漂白、消毒作用。

$$2Ca(OH)_2 + 2Cl_2 \Longrightarrow CaCl_2 + Ca(ClO)_2 + 2H_2O$$
$$次氯酸钙$$
$$Ca(ClO)_2 + CO_2 + H_2O \Longrightarrow CaCO_3 \downarrow + 2HClO$$

次氯酸盐比次氯酸稳定,容易储运。

(4)卤素单质间的置换反应:卤素单质的氧化能力不同,活动性顺序为:氟>氯>溴>碘。氧化能力强的卤素单质能把氧化能力弱的卤素从它的卤化物中置换出来。

反应方程式如下:

$$Cl_2 + 2NaBr \Longrightarrow 2NaCl + Br_2$$
$$Cl_2 + 2KI \Longrightarrow 2KCl + I_2$$
$$Br_2 + 2KI \Longrightarrow 2KBr + I_2$$

(5)碘单质的特性:单质碘遇到淀粉溶液显蓝色,这是碘的特殊性质。利用这个特性可以对碘和淀粉进行相互检验和鉴别。

2. 重要的金属卤化物 卤素是重要的成盐元素,在自然界中广泛存在,一般以卤化物的形式存在。如海水、盐湖、盐井里含有丰富的氯化钠等盐类。这里介绍几种与日常生活和医疗卫生有关的卤化物。

(1)氯化钠(NaCl):俗称食盐,无色或白色的晶体。氯化钠不仅是必须的调味品,而且是医疗上的重要药物。氯化钠在人体内具有重要的生理作用,人体体液正常的渗透压需要一定浓度的氯化钠来维持。医疗上用的生理盐水就是浓度为 9g/L 的氯化钠溶液,常用于出血过多、严重腹泻等引起的失水病症,也可用于洗涤伤口等。

（2）氯化钾（KCl）：氯化钾为白色结晶性粉末或无色立方形结晶,易溶于水,水溶液呈中性。氯化钾的性质和氯化钠相似,但生理作用完全不同,绝对不能用氯化钾来代替生理盐水。氯化钾在医疗上主要用作利尿药,常用于治疗水肿,也可用于防治低血钾症等。

（3）氯化铵（NH_4Cl）：又称硇砂,是一种无色或白色结晶性粉末。其水溶液成酸性,医学上用它来纠正碱中毒;因其口服吸收后有促进气管分泌的作用,故医学上常将其用于止咳祛痰剂中。

（4）氯化钙（$CaCl_2$）：氯化钙为白色多孔块状、粒状或蜂窝状固体。无水氯化钙是工业和实验室常用干燥剂。在医学上,氯化钙可用于血钙降低引起的手足搐搦症以及肠绞痛、输尿管绞痛,可用于低钙引起的荨麻疹、渗出性水肿、瘙痒性皮肤病;还可用于维生素 D 缺乏性佝偻病、软骨病、孕妇及哺乳期妇女钙盐补充等。

（5）溴化钠（NaBr）：溴化钠为无色立方晶系晶体或白色颗粒状粉末,在空气中有吸湿性。当中的溴离子可被氟、氯所取代。在酸性条件下,能被氧化,游离出溴。可用于感光胶片、医药、香料、染料等工业。

（6）碘化钾（KI）：碘化钾为无色或白色立方晶体,极易溶于水、乙醇、丙酮和甘油,水溶液遇光变黄,并析出游离碘。碘化钾水溶液呈中性或微碱性。我们常吃的加碘食用盐就是在普通食盐中加入碘化钾或碘酸钾。碘化钾在皮肤科领域有一些特殊的用途。碘化钾还可抑制真菌活性。

二、医学常见非金属元素及其化合物

（一）氧

氧在地壳中的含量约为 48.6%,居首位,人体中氧占 65%。大气中的氧不断地用于动物的新陈代谢,植物通过光合作用能把二氧化碳转变为氧气,使氧得以不断地循环。氧的单质有氧气和臭氧。

1. 氧（O_2） 氧是化学性质较活泼的非金属元素,它能跟许多元素直接化合生成离子型或共价型化合物,如 Na_2O、MgO、H_2O、CO_2 等。

2. 臭氧（O_3） 当大气层中的氧气发生光化学作用时,便产生了臭氧。臭氧是淡兰色的气体,有一种鱼腥臭味。在大气层中的浓度 0.001ppm,在离地面 20~40km 的高空臭氧层中,臭氧的浓度达到 0.2ppm。它吸收对人体有害的短波紫外线,防止其到达地球,保护了地面的生物,同时也是上层大气能量的一个贮库。但氯气和氟化物促使臭氧分解为氧气,会破坏臭氧保护层,成为人类关注的重要环境问题之一。臭氧有强力消毒和漂白作用,可用于消毒饮用水。

3. 过氧化氢（H_2O_2） 纯过氧化氢是淡蓝色的黏稠液体,与水以任意比例混溶。其水溶液俗称双氧水,为无色透明液体,有微弱的特殊气味。医学上常用质量分数为 0.03 的过氧化氢水溶液作为外用消毒剂。过氧化氢不稳定,见光易分解,应密封避光保存。

$$2H_2O_2 \stackrel{}{=\!=\!=} 2H_2O + O_2 \uparrow$$

(二) 硫和硫的主要化合物

1. 硫(S)　硫为淡黄色的晶体,俗称硫磺。它的密度约是水的 2 倍。硫较脆,容易研成粉末,不溶于水,微溶于酒精,易溶于二硫化碳。硫的熔点是 112.8℃,沸点是 444.6℃。

硫的用途广泛,主要用来制造硫酸。硫也是生产橡胶制品的重要原料。硫还可用于制造黑色火药、焰火、火柴等。医药卫生上,硫还可用来制成硫磺软膏医治某些皮肤病等。

2. 硫的化合物

(1) 硫化氢(H_2S):硫化氢是一种无色有臭鸡蛋气味的气体,它的密度比空气略大;硫化氢能溶于水,在常温、常压下,1 体积的水能溶解 2.6 体积的硫化氢;硫化氢有剧毒,能刺激人的眼睛和呼吸道,还能与血红蛋白中的铁结合,麻醉人的中枢神经系统。空气中硫化氢的含量达到 0.1% 时,会造成人呼吸麻痹而死亡。因此,制取或使用硫化氢时,必须在密闭系统或通风橱中进行。

硫化氢的水溶液叫做氢硫酸,它是一种二元弱酸,具有酸的通性,能够使石蕊试液变为浅红色。

(2) 二氧化硫(SO_2):二氧化硫是一种无色、有刺激性气味的有毒气体。它的密度比空气大,易溶于水。在常温、常压下,1 体积水大约能溶解 40 体积的二氧化硫。

因二氧化硫能跟某些有色物质化合生成无色物质,所以二氧化硫还具有漂白作用。但是生成的无色物质不稳定,容易分解而恢复原来有色物质的颜色。

3. 重要的硫酸盐　几种常见医用硫酸盐见表 3-3。

表 3-3　常见医用硫酸盐

分子式	俗称	主要物理性质	医学用途
$Na_2SO_4 \cdot 10H_2O$	芒硝	无色透明晶体	泻药、亦用作钡盐、铅盐中毒时的解毒剂
$CaSO_4 \cdot 2H_2O$	石膏	无色透明晶体	制作塑像、模型和石膏绷带
$MgSO_4 \cdot 7H_2O$	泻盐	无色晶体	内服用作泻剂,注射用作解痉药
$BaSO_4$	重晶石	白色晶状粉末	肠胃透视的内服造影剂,俗称"钡餐"
$CuSO_4 \cdot 5H_2O$	蓝矾或胆矾	蓝色晶体	催吐剂,治疗有机磷中毒
$FeSO_4 \cdot 7H_2O$	绿矾	淡绿色晶体	治疗缺铁性贫血
$KAl(SO_4)_2 \cdot 12H_2O$	明矾	无色透明晶体	水的净化剂

(三) 磷及其主要化合物

1. 磷(P)　在自然界中,磷以磷酸盐的形式存在,是生命体的重要元素,存在于细胞、蛋白质、骨骼和牙齿中,是人体含量较多的元素之一。约占人体重的 1%,成人体内含有 600~900g 的磷。它不但构成人体的组成成分,且参与人体代谢过程,是机体很重要的一种元素。

2. 磷酸(H_3PO_4)　H_3PO_4 是一种中等强度的、稳定的三元酸,具有酸的通性。不论在酸性溶液还是碱性溶液中,H_3PO_4 几乎没有氧化性。磷酸的主要用途是用作食品饮料中的澄清剂,酸味剂。

（四）砷

砷（As）具有灰、黄、黑色三种同素异形体，其中灰砷具有金属性，质脆而硬。砷在常温下缓慢氧化，加热则迅速氧化生成三氧化二砷（As_2O_3）。三氧化二砷又名亚砷酐，俗称砒霜，为白色粉末，有药用，但属于剧毒物质。砷主要以硫化物的形式存在，如雄黄（As_2S_2）、雌黄（As_2S_3）等。

自 测 题

一、本章自我小结

项目	内容
元素周期表	元素周期表中，周期序数取决于原子结构的_____，主族序数取决于原子结构的_____。
钠和钾	钠和钾位于同一主族，都是_____色金属，接触空气后氧化，应放在_____中保存。钠和钾与水发生剧烈反应，溶液呈_____性，反应方程式_____。
其他医学常见金属	钙和镁在人体_____过程中发挥重要的生理作用。铝是两性元素，明矾可作_____。含有 Fe^{3+} 离子的_____溶液与无色的_____溶液反应，生成_____色的 $Fe(SCN)_3$。
卤族元素	卤素单质的物理性质： 卤素单质的氧化性递减顺序：$F_2 > Cl_2 > Br_2 > I_2$ 卤素离子的还原性递增顺序：$F^- < Cl^- < Br^- < I^-$ 卤素的化学性质： 氯气与氢气反应_____。 氯气与水反应_____。 氯气与碱反应_____。 卤素单质间的置换反应_____。
氧族元素	臭氧是_____色气体，有强力消毒和漂白作用，可用于_____。硫酸盐在医学上用途广泛，如 $Na_2SO_4 \cdot 10H_2O$ 可用作_____、_____，$CaSO_4 \cdot 2H_2O$ 可用作_____，$BaSO_4$ 可用作_____。
重要名词	周期、主族、副族、O 族、钝化、升华

二、选择题

1. 医生建议常食海带避免甲状腺肿大疾病，这是因为海带中含有丰富的（　　）
   A. 碘元素　　　　　　B. 铁元素
   C. 钾元素　　　　　　D. 锌元素

2. 一般用于消毒的"84 消毒液"，其化学成分主要是（　　）
   A. 次氯酸钠　　　　　B. 次溴酸钠
   C. 次碘酸钠　　　　　D. 氯化钠

3. 关于次氯酸性质的描述，错误的是（　　）
   A. 能使潮湿的有色布条褪色
   B. 是一种强氧化剂
   C. 具有消毒、杀菌的作用

   D. 稳定、不易分解

4. 能在自然界中以游离态单质存在的金属是（　　）
   A. 钠　　　　　　　　B. 钾
   C. 铝　　　　　　　　D. 铜

5. 下列金属中，可以从稀盐酸中置换出氢气的是（　　）
   A. Cu　　　　　　　B. Fe
   C. Hg　　　　　　　D. Ag

6. 高层大气中的臭氧保护层保护了人类的生存环境，所起作用是（　　）
   A. 消毒　　　　　　　B. 漂白
   C. 保温　　　　　　　D. 吸收紫外线

7. 某元素位于周期表的第 2 周期 VA 族，其电子

层数和最外层电子数分别为（　　）

 A. 2,2   B. 2,4

 C. 2,5   D. 5,2

8. 下列气体会造成空气污染的是（　　）

 A. O_2 B. N_2

 C. CO_2 D. SO_2

9. 下列化合物不属于无机化合物的是（　　）

 A. 硫酸   B. 盐酸

 C. 硝酸   D. 醋酸

10. 下列物质漂白原理跟其他物质不同的是

 （　　）

 A. H_2O_2 B. $HClO$

 C. SO_2 D. $Ca(ClO)_2$

11. 关于 K、Na 的描述,错误的是（　　）

 A. 都是非常活泼的金属

 B. 金属钠比金属钾更活泼

 C. 都在同一主族

 D. 原子最外层都只有 1 个电子

12. 关于水的硬度描述,错误的是（　　）

 A. 水的总硬度是指水中钙、镁离子的总含量

 B. 水的总硬度是指水中钾、钠离子的总含量

 C. 以碳酸氢盐形式存在的钙、镁离子含量是暂时硬度

 D. 以硫酸盐等形式存在的钙、镁离子含量是永久硬度

13. 关于铁元素的描述,错误的是（　　）

 A. 在 Fe^{2+} 溶液中加入金属铁（Fe）,是因为一旦有 Fe^{3+},Fe 可以与 Fe^{3+} 反应生成 Fe^{2+},保证溶液中只有 Fe^{2+}

 B. Fe^{3+} 与 SCN^- 反应生成红色物质

 C. 人铁血红蛋白中的铁主要是 Fe^{3+}

 D. Fe^{3+} 的颜色是黄色

14. 关于卤族元素,描述错误的是（　　）

 A. 原子最外层都有 7 个电子

 B. 都容易得到一个电子,达到 8 个电子的稳定结构

 C. 它们的单质主要是双原子分子

 D. 状态规律是：F_2 Cl_2 Br_2 I_2 从固态到气态

15. 关于氧元素的描述,错误的是（　　）

 A. 大气中最常见的氧单质是 O_2

 B. O_3 就是臭氧

 C. H_2O_2 不稳定,容易分解产生 O_2

 D. 水分子中的氧,一般电离为 O^{2-}

16. 关于硫元素的描述,错误的是（　　）

 A. H_2S 有臭鸡蛋气味

 B. SO_2 有漂白作用是因为它与色素发生氧化反应

 C. $CaSO_4 \cdot H_2O$ 是石膏的主要成分

 D. 明矾的主要成分是 $KAl(SO_4)_2 \cdot 12H_2O$

三、思考题

1. 氯水为什么有漂白作用?干燥的氯气是否也有漂白作用?

2. 二氧化硫为什么有漂白作用?它与氯气的漂白作用有什么区别?

四、写出如下化学反应方程式

1. $Na + H_2O =$

2. $FeCl_3 + Fe =$

3. $FeCl_2 + Cl_2 =$

4. $FeCl_3 + KSCN =$

5. $Cl_2 + H_2O =$

6. $Ca(OH)_2 + 2Cl_2 =$

7. $Cl_2 + KBr =$

8. $Br_2 + KI =$

4

第4章 烃

只有碳和氢两种元素组成的有机化合物,称为碳氢化合物,简称烃。烃是有机化合物的母体,由烃可以衍生出其他有机化合物。

第 1 节 有机化合物概述

一、有机化合物的概念

有机化合物与人们的衣食住行、生老病死都有着极为密切的关系,如淀粉、油脂、塑料、橡胶、汽油、油漆和许多药物等都属于有机化合物;生命和遗传的物质基础蛋白质和核酸,也是有机化合物。人体内的化学变化也多为有机化合物之间的反应。所以学好有机化合物的基本知识,对学习医学科学是非常必要的。

有机化合物的种类繁多,达上千万种以上。研究证明,有机化合物组成中都含有碳元素,绝大多数含有氢元素,有的还含有氧、氮、卤素、硫、磷等元素。由于有机化合物分子中的氢原子可以被其他原子或原子团所取代,从而衍生出许多其他有机化合物,因此有机化合物是指碳氢化合物及其衍生物。把研究有机化合物的化学科学称为有机化学。

二、有机化合物的特性

由于有机化合物分子中都含有碳元素,碳原子的结构特点决定了有机化合物与无机化合物相比较具有以下特性。

1. 可燃性 绝大多数有机化合物可以燃烧,如棉花、天然气、木材、油脂、酒精和汽油等都容易燃烧。无机化合物则大部分不能燃烧。

2. 熔点低 大多数有机化合物的熔点都较低,一般在300℃以下,很少有超过400℃的。无机化合物的熔点则较高,如氯化钠的熔点为801℃,氧化铝的熔点高达2050℃。

3. 难溶于水 绝大多数有机化合物难溶于水或不溶于水,易溶于有机溶剂。而无机化合物则相反,大多数能溶于水,难溶于有机溶剂。有机溶剂是指能作为溶剂的有机化合物,如酒精、汽油、丙酮、氯仿等。

4. 稳定性差 多数有机化合物不如无机化合物稳定,常因温度、细菌或空气的影响容易分解变质。例如维生素C药片,本来是白色的,若是长时间放置,就会被氧化变成黄色。抗菌素药片或针剂常标明失效期,就是因为这些药物过了一定时间后,会发生变质而失效。

5. 反应速率缓慢 有机化合物之间的反应速率较慢,有些反应往往需要几天甚至更长的时间才能完成。如酿酒、制醋、木材的腐烂等反应都需要较长的时间。多数无机化合物之间的反应一般速率较快。

6. 反应产物复杂　有机化合物在进行主要反应的同时,常伴有副反应发生,反应的产物是复杂的混合物。因此书写有机化学反应式时,只写出主产物,并用"→"代替"=",一般不配平。无机化合物之间的反应很少有副反应发生。

以上特性综合起来可以概括出大多数有机化合物的特点。

即时练

下列物质哪些是有机化合物?

甲烷　二氧化碳　酒精　碳酸钠　醋酸　氯化钠　蔗糖

三、有机化合物的结构

在有机化合物分子中,原子之间绝大多数是通过共价键结合的,每种元素表现其特有的化合价。如碳元素总是 4 价,氧元素为 2 价,氢元素为 1 价。

(一) 碳原子的结构

碳原子的最外层有 4 个电子,容易与其他原子形成 4 个共价键。

例如:甲烷的分子式为 CH_4。分子结构可表示为

$$
\begin{array}{c}
H \\
| \\
H - C - H \\
| \\
H
\end{array}
$$

图式中每一条短线表示一对共用电子(一个共价键)。

这个式子不仅能表示出分子中原子的种类和数目,还能表示出分子中原子间连接的顺序和方式。这种能表示分子中原子间连接顺序和方式的化学式,称为结构式。

(二) 碳碳键的类型

有机化合物中,碳原子不仅能和其他原子以 4 个共价键相结合,而且碳原子之间也可以通过共价键相互连接,其中共用一对电子的键,称为碳碳单键;共用两对电子的键,称为碳碳双键;共用三对电子的键,称为碳碳叁键。表示如下:

$$-\overset{|}{\underset{|}{C}}-\overset{|}{\underset{|}{C}}- \qquad -\overset{|}{C}=\overset{|}{C}- \qquad -C\equiv C-$$

单键　　　　　　双键　　　　　　叁键

碳原子之间还可相互连接形成长短不一的链状和大小不同的环状,构成有机化合物的基本骨架。例如:

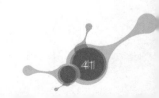

41

碳原子的多种连接方式是有机化合物种类繁多的原因之一。

即时练

写出甲烷的分子式、结构式。

(三) 同分异构现象

分子组成为 C_2H_6O 的有机物,有两种不同的结构,一种是乙醇,另一种是甲醚:

$$\underset{\text{乙醇}}{H-\overset{\overset{H}{|}}{\underset{\underset{H}{|}}{C}}-\overset{\overset{H}{|}}{\underset{\underset{H}{|}}{C}}-OH} \quad 和 \quad \underset{\text{甲醚}}{H-\overset{\overset{H}{|}}{\underset{\underset{H}{|}}{C}}-O-\overset{\overset{H}{|}}{\underset{\underset{H}{|}}{C}}-H}$$

乙醇(酒精)沸点是 78.3℃,常温下是液体,能与金属钠反应;甲醚沸点是 −23.6℃,常温下是气体,不跟金属钠发生反应。因此有机化合物的结构不同性质就不同。这种分子组成相同,而结构不同的化合物,互称为同分异构体,这种现象称为同分异构现象。同分异构现象是有机化合物种类繁多的又一原因。为了方便起见,有机化合物的结构常用结构简式表示。如乙醇和甲醚的结构简式分别为:

$$\underset{\text{乙醇}}{CH_3-CH_2-OH} \quad \underset{\text{甲醚}}{CH_3-O-CH_3}$$

即时练

下列两组物质中互为同分异构体的是(　　)

A. $\underset{\text{丁烷}}{CH_3-CH_2-CH_2-CH_3}$ 　　$\underset{\text{2-丁炔}}{CH_3-C≡C-CH_3}$

B. $\underset{\text{乙醇}}{CH_3-CH_2-OH}$ 　　$\underset{\text{甲醚}}{CH_3-O-CH_3}$

四、有机化合物的分类

有机化合物的种类繁多,为了便于学习和研究,必须对有机化合物进行分类。一般有两种分类方法,一种是根据有机化合物碳链骨架分类,另一种是根据官能团分类。

(一) 根据碳链骨架分类

$$有机化合物\begin{cases} 开链化合物(脂肪族化合物) \\ 闭链化合物\begin{cases} 碳环化合物\begin{cases} 脂环族化合物 \\ 芳香族化合物 \end{cases} \\ 杂环化合物 \end{cases} \end{cases}$$

1. 开链化合物　开链化合物是指碳或碳与其他元素原子之间连结成链状的有机化合物。由于这类化合物最初是在油脂中发现的,所以又称为**脂肪族化合物**。例如:

$$CH_3-CH_3 \qquad CH_3-\underset{\underset{CH_3}{|}}{CH}-CH_3 \qquad CH_3-CH_2-CH_2-CH_3$$

$$\underset{\text{乙烷}}{\qquad} \qquad \underset{\text{2-甲基丙烷}}{\qquad} \qquad \underset{\text{丁烷}}{\qquad}$$

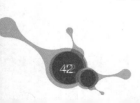

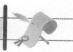

2. 闭链化合物　闭链化合物是指碳或碳与其他元素原子之间连接成环状的有机化合物。按组成环的原子种类不同,又分为**碳环化合物**和**杂环化合物**。

(1) 碳环化合物:是指分子中组成环的原子全部是碳原子的化合物。根据碳环结构不同,又分为脂环族化合物和芳香族化合物。

1) 脂环族化合物:脂环族化合物是指与脂肪族化合物性质相似的碳环化合物。例如:

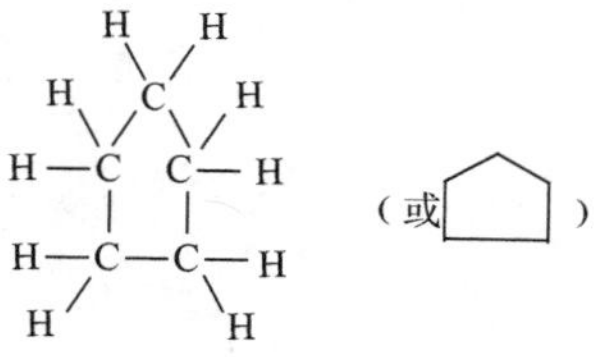

环戊烷 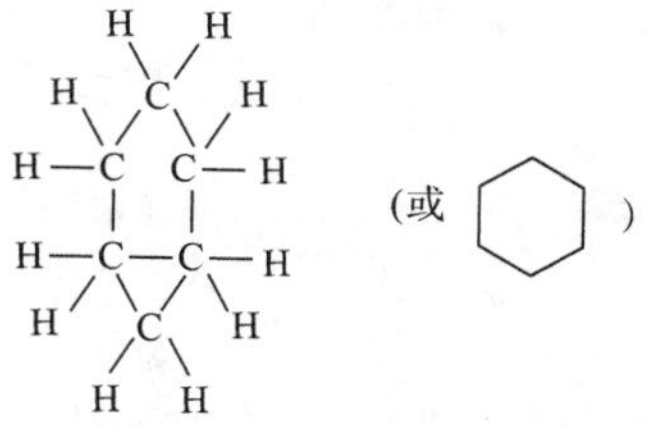　　　　　　　　环己烷

2) 芳香族化合物:芳香族化合物是指苯和含有苯环的化合物。例如:

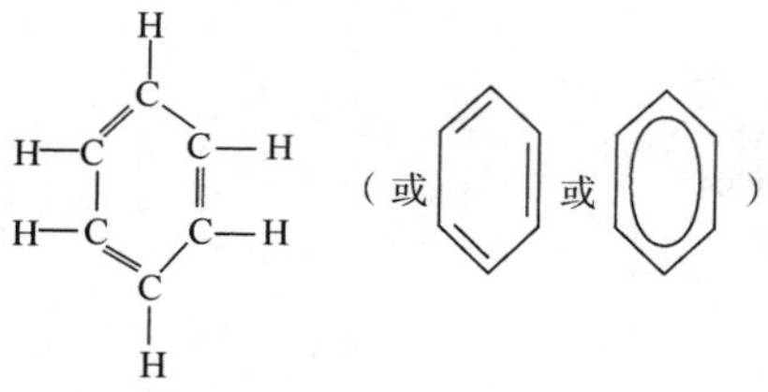

苯 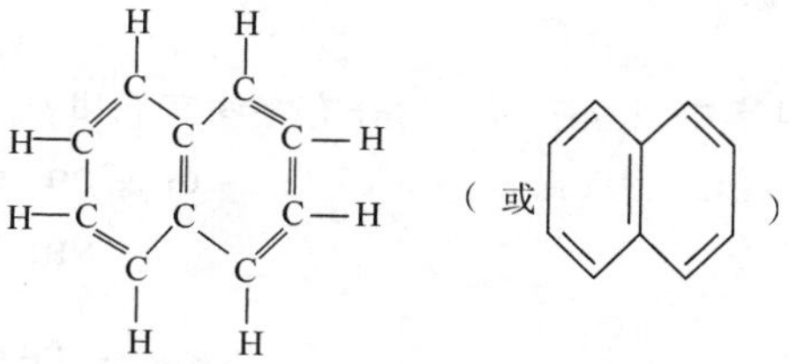　　　　　　　　萘

(2) 杂环化合物:是指组成环的原子除碳原子外,还含有其他元素原子的化合物。例如:

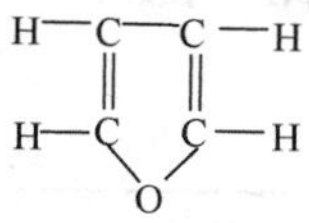

呋喃 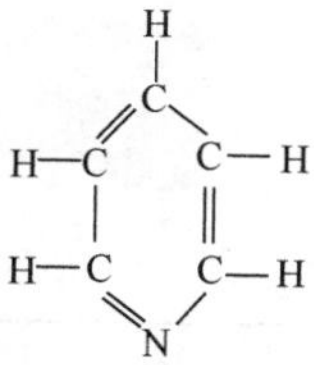　　　　　　吡啶

(二) 根据官能团分类

能决定一类有机化合物化学特性的原子或原子团,称为**官能团**。例如乙烯分子中的碳碳双键(—C=C—)、乙醇分子中的羟基(—OH)、乙酸分子中的羧基(—COOH)等,表4-1列出了常见有机化合物的类别及其所含的官能团。

表4-1　常见官能团及化合物类别

官能团	名称	化合物类别
—C=C—	碳碳双键	烯烃
—C≡C—	碳碳叁键	炔烃

续表

官能团	名称	化合物类别
—X(F,Cl,Br,I)	卤素	卤代物
—OH	羟基	醇或酚
—O—	醚键	醚
$\overset{O}{\underset{}{-\!C\!-\!H}}$	醛基	醛
$\overset{O}{\underset{}{-\!C\!-}}$	酮基	酮
$\overset{O}{\underset{}{-\!C\!-\!OH}}$	羧基	羧酸
—NH₂	氨基	胺
—NO₂	硝基	硝基化合物

即时练

观察下列分子结构中含有哪些官能团?

1. CH₂＝CH-CH₃

2. CH₃—CH—COOH
　　　　|
　　　　NH₂

3. CH₃—C—CH₂—COOH（上方为 O，双键）

4. ⬡—CH₂OH

自 测 题

一、本节自我小结

项目	内容
重要名词	有机化合物：_____。
	同分异构象：_____。
	官能团：_____。
有机物的特性：	有机化合物具有_____、_____、_____、_____、_____、_____等特性。
	有机化合物中的化学键一般都是共价键,碳原子总是_____价,碳碳之间可形成碳碳_____键、_____键和_____键。
有机物的结构：	有机化合物中,碳原子与碳原子之间还可以相互连接形成开放的_____或闭合的_____,构成了有机化合物的基本骨架。
	按碳的骨架可将有机化合物分为_____和_____。
有机物的分类：	按_____又可分为烯、炔、醇、酚、醛、酮、羧酸等。

二、选择题

1. 下列物质中,容易燃烧的是(　　　)

A. K₂CO₃　　　　B. NaCl

C. 汽油　　　　　D. 金属铝

2. 下列物质中,不容易变质的是( )
 A. 油脂   B. 抗生素片剂
 C. 维生素 C 片剂 D. 食盐

3. 分子组成属于开链化合物的是( )
 A. 丁烷   B. 环戊烷
 C. 呋喃   D. 苯

4. 烯烃的官能团是( )
 A. 碳碳单键   B. 碳碳双键
 C. 羟基   D. 碳碳三键

5. 分子组成属于芳香族化合物的是( )
 A. 乙烯   B. 甲烷
 C. 苯   D. Na_2CO_3

第 2 节　饱和链烃(烷烃)

根据烃分子中碳原子连结方式的不同,烃分为下列几类:

$$烃\begin{cases}开链烃(脂肪烃)\begin{cases}饱和链烃(烷烃)\\不饱和链烃\begin{cases}烯烃\\炔烃\end{cases}\end{cases}\\闭链烃\begin{cases}脂环烃\\芳香烃\end{cases}\end{cases}$$

一、甲　烷

甲烷是最简单的烷烃,它是天然气和沼气的主要成分。

案例 4-1

沼　气

在沼泽地、污水沟或粪池里,常看到有气泡冒出来,这就是自然界产生的沼气,是可以点燃的混合气体。人们把动物粪便、秸秆、污水等密闭在沼气池内,各种有机物在厌氧条件下发酵,经微生物分解转化来产生沼气,作为生活中的燃料。沼气一般含甲烷50% ~ 70%,除直接燃烧用于炊事、供暖、照明和气焊等外,还可用作内燃机的燃料以及生产甲醇、福尔马林、四氯化碳等的化工原料。

问题: 1. 沼气的主要成分是什么?写出它的分子式。

  2. 沼气的主要用途有哪些?这些用途主要利用了它的那些化学性质?

(一)甲烷的结构

甲烷的分子式为 CH_4,结构式为

$$\begin{array}{c}H\\|\\H-C-H\\|\\H\end{array}$$

,分子模型见图 4-1。

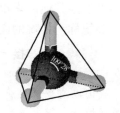

图 4-1　甲烷分子模型
(球棒模型)

甲烷分子中的 5 个原子形成了一个正四面体的立体结构。碳原子位于正四面体的中心,4 个氢原子分别位于正四面体的 4 个顶点上。甲烷的立体结构示意图见图 4-2。

甲烷分子中 C—H 之间的化学键属于 δ 键,δ 非常稳定,不容易破裂。

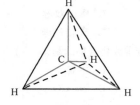

图 4-2 甲烷的立体结构示意图

考点：甲烷分子式、结构式。

（二）甲烷的性质

【物理性质】

甲烷是无色、无臭的气体,比空气轻,难溶于水。

【化学性质】

从实验中可以看到,甲烷与高锰酸钾不发生反应。

由于 δ 键非常稳定,不易破裂。在通常情况下,甲烷的化学性质比较稳定,既不与高锰酸钾等强氧化剂发生反应,也不与强酸、强碱发生反应。但是,在一定的条件下,甲烷也会发生以下化学反应。

1. 氧化反应（燃烧） 甲烷是一种优良的气体燃料,纯净的甲烷能在空气中平静地燃烧生成二氧化碳和水,同时产生大量的热。

$$CH_4+2O_2 \xrightarrow{\text{点燃}} CO_2+2H_2O+\text{热}$$

空气中的甲烷含量达到体积分数为 0.05 ~ 0.15 时,遇火立即发生爆炸。因此,在煤矿的矿井里,必须采取安全措施,如严禁烟火、注意通风等,以防止瓦斯爆炸事故的发生。

2. 取代反应 在室温下,甲烷和氯气的混和物可以在黑暗中长期保存而不发生反应。如果把混和气体放在光亮的地方就会发生反应,黄绿色的氯气就会逐渐变淡。这个反应的化学方程式可以表示如下：

$$CH_4+Cl_2 \xrightarrow{\text{光照}} CH_3Cl+HCl$$
$$\text{一氯甲烷}$$

$$CH_3Cl+Cl_2 \xrightarrow{\text{光照}} CH_2Cl_2+HCl$$
$$\text{二氯甲烷}$$

$$CH_2Cl_2+Cl_2 \xrightarrow{\text{光照}} CHCl_3+HCl$$
$$\text{三氯甲烷}$$

$$CHCl_3+Cl_2 \xrightarrow{\text{光照}} CCl_4+HCl$$
$$\text{四氯甲烷（四氯化碳）}$$

有机化合物分子中的某些原子或原子团被其他原子或原子团所取代的反应,叫作**取代反应**。

甲烷跟其他卤素也能发生取代反应,生成类似的化合物,如 CH_3Br、CH_2Br_2 等统称为甲烷的卤素取代物。

链 接

西 气 东 输

我国以消费煤炭和石油为主要能源,自 2003 年成为仅次于美国的第二大能源消费国,因而对环境造成很大污染。而天然气是一种清洁低污染的优质高效能源,是煤炭、石油等的良好替代品。我国的天然气主要分布在西部地区,为了改善我国东部的能源结构,有效治理大气污染,2000 年 2 月国务院第一次会议批准启动"西气东输"工程。西气东输工程西起新疆塔里木轮南油气田,东至上海,全长 4200 千米。这一工程不仅改善了长江三角洲及管道沿线地区人民生活质量,而且有效减少燃煤对环境的污染。

二、烷 烃

(一) 烷烃的同系物

除甲烷外,还有一系列结构和性质跟它很相似的烷烃,如:

甲烷　　CH_4

乙烷　　CH_3CH_3

丙烷　　$CH_3CH_2CH_3$

丁烷　　$CH_3CH_2CH_2CH_3$

戊烷　　$CH_3CH_2CH_2CH_2CH_3$

以上一系列烷烃中,其碳原子间都以碳碳单键结合成链状,其余价键全部跟氢原子相结合。这样的链烃叫作**饱和链烃**,又称**烷烃**。它们的结构相似,分子组成上相差 1 个或几个 CH_2 原子团,这样的一系列化合物称为同系列。同系列中的化合物互为同系物。同系物的化学性质相似,其物理性质一般随着碳原子数目的递增表现出规律性的变化。

烷烃的分子组成通式为 $C_nH_{2n+2}(n \geqslant 1)$。

即时练

判断下列分子式表示的化合物是否为烷烃?

C_5H_8 　　　　$C_{13}H_{28}$ 　　　　C_9H_{18} 　　　　$C_{20}H_{42}$ 　　　　$C_5H_{12}O$

(二) 烷烃的同分异构现象

甲烷、乙烷、丙烷只有一种结构,没有同分异构体。而含 4 个碳原子以上的烷烃都有同分异构体。例如:

丁烷 C_4H_{10} 有两种同分异构体:

$$CH_3-CH_2-CH_2-CH_3 \qquad \begin{array}{c} CH_3-CH-CH_3 \\ | \\ CH_3 \end{array}$$

正丁烷(沸点-0.5℃)　　　　　异丁烷(沸点-10.2℃)

戊烷 C_5H_{12} 有三种同分异构体:

$$CH_3-CH_2-CH_2-CH_2-CH_3 \qquad \begin{array}{c} CH_3-CH-CH_2-CH_3 \\ | \\ CH_3 \end{array} \qquad \begin{array}{c} CH_3 \\ | \\ CH_3-C-CH_3 \\ | \\ CH_3 \end{array}$$

正戊烷(沸点36.2℃)　　　　异戊烷(沸点9.5℃)　　　　新戊烷(沸点28℃)

随着碳原子数增多,烷烃同分异构体的数目迅速增多。如己烷有 5 种,庚烷有 9 种,十二烷有 355 种等。

(三) 烷烃的命名

有机化合物的种类繁多,结构复杂,为了便于识别,就需要对其进行合理的命名。一般采用系统命名法和普通命名法。

1. 系统命名法

(1) 直链烷烃的命名:1~10 个碳原子的直链烷烃,用天干即甲、乙、丙、丁、戊、己、庚、辛、壬、癸来表示分子中碳原子的数目;碳原子数在 10 个以上的,就用中文数字来表示碳原子的数目,称为某烷。例如:CH_4 甲烷、CH_3CH_3 乙烷、$CH_3CH_2CH_3$ 丙烷、$CH_3(CH_2)_{10}CH_3$ 十二烷、$CH_3(CH_2)_{15}CH_3$ 十七烷等。

在系统命名法中,烃分子中去掉一个氢原子剩下的基团称为烃基。烷烃的基叫做烷基,常用 R-表示。它的通式是—C_nH_{2n+1}。烷基的命名根据烷烃而定。例如:

CH_4	甲烷	$CH_3—$	甲基
CH_3CH_3	烷	$CH_3CH_2—$	乙基

(2)带支链烷烃的命名

1)选择主链:选择含有支链最多的最长碳链为主链,根据主链碳原子个数称为"某烷"。支链作为取代基。

2)给主链编号:从最靠近取代基的一端开始,用阿拉伯数字给主链的碳原子编号,以确定取代基的位次。取代基的位次与名称之间用短线隔开,写在"某烷"名称之前。例如:

$$\overset{4}{C}H_3—\overset{3}{C}H_2—\overset{2}{C}H—\overset{1}{C}H_3$$
$$\underset{CH_3}{|}$$

2-甲基丁烷

3)确定名称:将取代基的位次、数目、名称依次写在"某烷"之前。若主链上连有相同的取代基时,将其合并用二、三等中文数字表示取代基的数目,位次之间用","隔开;若取代基不同,简单的写在前面,复杂的写在后面。例如:

2,2,4-三甲基己烷　　　　　　　　2-甲基-3-乙基己烷

2. 普通命名法　　直链烷烃按碳原子数叫"正某烷";把主链第二个碳原子上有一个甲基再无其他支链的烷烃,按碳原子总数叫做"异某烷";把主链第二个碳原子上有两个甲基再无其他支链的烷烃,按碳原子总数叫做"新某烷"。例如:

$CH_3CH_2CH_2CH_3$　　　　$CH_3CHCH_2CH_3$　　　　$CH_3\underset{CH_3}{\overset{CH_3}{|}}CH_2CH_3$

正丁烷　　　　　　　　异戊烷　　　　　　　　新己烷

即时练

用系统命名法命名下列化合物:

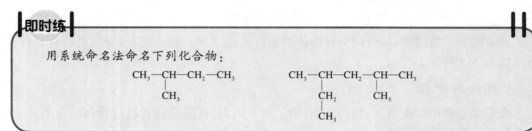

（四）烷烃的性质

同系物的物理性质随着碳原子数的递增呈现出有规律的变化,而化学性质则相似。由于烷烃分子中 C—C,C—H 键都是 δ 键,因此,烷烃的化学性质与甲烷相似,一般比较稳定,通常不与强酸、强碱或强氧化剂发生反应,但在空气中能点燃,光照下可与氯气发生取代反应。

自测题

一、本节自我小结

项目	内容
甲烷	甲烷的分子结构为_____结构,甲烷分子中的化学键均为_____键。
烷烃结构:	烷烃分子中,所有碳原子间的连接均为_____键。
	烷烃同系物的分子组成通式为_____,烷烃的同分异构主要是_____异构。
烷烃命名:	在系统命名中,首先选择_____作为主链;把支链看成_____;根据_____称"某烷"。把取代基的名称写在_____的前面。
	烷烃化学性质_____,通常不与_____、_____、_____反应。
化学性质:	1. 取代反应:$CH_4 + Cl_2 \xrightarrow{光照}$ _____ $+ HCl$
	2. 燃烧反应:烷烃还可以与空气中的氧气发生_____反应生成_____和_____并放出大量热。
重要名词	1. 取代反应:_____。
	2. 同分异构体:_____。

二、选择题

1. 下列物质属于烃的是(　　)

   A. H_2S 　　　　　 B. CO_2

   C. C_2H_2 　　　　 D. H_2

2. 1993 年世纪十大科技新闻报道,中国学者许志福和美国科学家穆尔共同合成了世界上最大的碳氢分子。该分子含 1134 个碳原子和 1146 个氢原子。有关此分子下列说法错误的是(　　)

   A. 常温下为固态　　 B. 属于烃类化合物

   C. 易燃烧　　　　　 D. 具有类似金刚石的硬度

3. 烷烃的分子组成可以用通式(　　)表示

   A. C_nH_{2n+2} 　　　 B. C_nH_{2n}

   C. C_nH_{2n-2} 　　　 D. C_nH_{2n+1}

4. 天然气的主要成分是(　　)

   A. 乙烷　　　　　　 B. 一氧化碳

   C. 氢气　　　　　　 D. 甲烷

三、用系统命名法命名下列有机物或写出结构简式

1. $CH_3—CH_2—CH_2—CH_3$

2. $CH_3—CH—CH_3$
   　　　 $|$
   　　 $CH_2—CH_3$

3. 甲烷

4. 丙烷

第3节 不饱和链烃(烯烃和炔烃)

分子中所含的氢原子数少于相同碳原子数烷烃的链烃叫**不饱和链烃**。不饱和链烃又分为**烯烃**和**炔烃**。

一、乙烯和乙炔

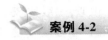

案例 4-2

果实催熟剂 ——乙烯

将成熟的苹果与未熟的柿子密闭在包装食品的塑料袋中,成熟水果能释放出一种气体让柿子快速成熟。这种无色、稍有甜味的气体是乙烯,少量乙烯存在于植物体内,它能使植物生长减慢、促进叶落和果实成熟,是一种比较理想的植物果实催熟剂。

问题: 什么是烯烃类有机物?写出乙烯的结构简式。

(一) 乙烯和乙炔的结构

1. 乙烯的结构 乙烯是最简单的烯烃,分子式为 C_2H_4,结构式为 $CH_2=CH_2$,结构简式为

$$\begin{array}{cc} H & H \\ | & | \\ H-C=C-H \end{array}$$

,乙烯的空间结构为平面结构,分子模型见图 4-3。乙烯分子中 $C=C$ 中有 1 个 δ 键,1 个 π 键。π 键不稳定,易破裂。

2. 乙炔的结构 乙炔是最简单的炔烃,分子式为 C_2H_2,结构式为 $CH\equiv CH$,结构简式为 $H-C\equiv C-H$,分子模型见图 4-4。

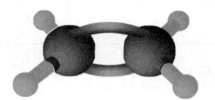

图 4-3 乙烯分子模型(球棒模型)

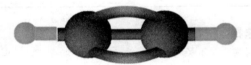

图 4-4 乙炔分子模型(球棍模型)

乙炔分子里的两个碳原子和两个氢原子在一条直线上,是直线型分子。乙炔分子 $C\equiv C$ 中,有 1 个 δ 键,2 个 π 键。π 键不稳定,易破裂。

(二) 乙烯和乙炔的性质

【物理性质】

在通常状况下,乙烯是无色、稍有甜味的气体,难溶于水,易溶于有机溶剂,比空气的密度略小。

乙炔俗名电石气,纯净的乙炔是无色、无臭味的气体。由电石生成的乙炔常因混有磷化氢、硫化氢等杂质而有臭味。乙炔微溶于水,易溶于有机溶剂。

【化学性质】

乙烯分子中的碳碳双键和乙炔分子中的碳碳三键不如碳碳单键稳定,所以它们的化学性质比甲烷活泼。

(1) 氧化反应(燃烧):乙烯和乙炔都能在空气中燃烧,生成二氧化碳和水,同时放出大量的热,产生明亮的火焰并伴有黑烟,乙炔因含碳量高烟更浓。

$$CH_2=CH_2+2O_2 \xrightarrow{\text{点燃}} 2CO_2+2H_2O+\text{热}$$

$$2CH\equiv CH + 5O_2 \xrightarrow{\text{点燃}} 4CO_2 + 2H_2O + 热$$

乙烯和乙炔也能被强氧化剂高锰酸钾氧化,使紫红色的高锰酸钾酸性溶液褪色。利用这个方法可以区分甲烷与乙烯及甲烷与乙炔。

(2)加成反应:有机化合物分子中的双键或叁键断裂加入其他原子或原子团的反应,称为加成反应。

1)加氢:在催化剂(铂、镍)的存在下,乙烯和乙炔都可以与氢气发生加成反应生成乙烷。

$$CH_2=CH_2 + H_2 \xrightarrow{\text{催化剂}} CH_3-CH_3$$
乙烯　　　　　　　　　乙烷

$$CH\equiv CH + 2H_2 \xrightarrow[\triangle]{\text{催化剂}} CH_3-CH_3$$
乙炔　　　　　　　　　　乙烷

2)加卤素:将乙烯和乙炔分别通入溴的四氯化碳溶液后,都能观察到溴的红棕色消失。

$$CH_2=CH_2 + Br-Br \xrightarrow{\text{室温}} \begin{matrix} CH_2-CH_2 \\ | \quad\quad | \\ Br \quad Br \end{matrix}$$
乙烯　　溴水(红棕色)　　1,2-二溴乙烷(无色)

$$HC\equiv CH + 2Br-Br \xrightarrow{\text{室温}} \begin{matrix} Br \quad Br \\ | \quad\quad | \\ CH-CH \\ | \quad\quad | \\ Br \quad Br \end{matrix}$$
乙炔　　溴水(红棕色)　　1,1,2,2-四溴乙烷(无色)

利用这个反应也可以区分甲烷和乙烯及甲烷和乙炔。

(3)聚合反应:在高温、高压和催化剂的作用下,乙烯能自身发生加成反应,生成高分子化合物聚乙烯。

$$nCH_2=CH_2 \xrightarrow[\text{高温、高压}]{\text{催化剂}} \left[CH_2-CH_2 \right]_n$$
乙烯　　　　　　　　　　　　聚乙烯

式中 n 表示乙烯分子的个数,这种由小分子化合物结合成大分子化合物的过程,称为**聚合反应**。

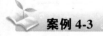 **案例 4-3**

聚 乙 烯

自20世纪初合成纤维树脂类材料用于食品包装业以来,相继出现了聚氯乙烯、聚苯乙烯、聚乙烯、聚丙烯等塑料制品,市场上用来包装食品的塑料袋是用聚乙烯、聚丙烯等原料制成的。聚乙烯(PE)是世界上应用最广,用量最大的塑料之一,它是一种透明柔韧的塑料,无臭,无毒,手感似蜡,具有优良的耐低温性能(最低使用温度可达-70～-100℃),能耐大多数酸碱的侵蚀。由于其化学性质稳定性好,抗扩张强度大,在医药上有着广泛的用途。如可用作输液容器、各种医用导管、整形材料,其纤维可作缝合线,也是药品包装和食品包装的常用材料等。但聚氯乙烯制成的塑料袋含毒性的增塑剂,只能用于物品的标准,不能当食品包装袋使用。

问题：1. 生产聚乙烯的原料是什么？写出聚乙烯的结构式。

　　　2. 举出生活和医疗中常用的聚乙烯产品。

二、烯烃和炔烃

（一）烯烃

分子中含有一个碳碳双键的不饱和链烃，称为**烯烃**。碳碳双键（ $\overset{\mid}{\underset{\mid}{C}}=C$ ）是烯烃的官能团。

1. 烯烃的同系物　烯烃中除乙烯外，还有丙烯、丁烯和戊烯等一系列化合物，它们在组成上也是相差一个或几个 CH_2 原子团，都是烯烃的同系物。

$$CH_2=CH-CH_3 \qquad CH_2=CH-CH_2-CH_3 \qquad CH_2=CH-CH_2-CH_2-CH_3$$
　　　1-丙烯　　　　　　　　　1-丁烯　　　　　　　　　　　　1-戊烯

烯烃分子中都含有碳碳双键，比相同碳原子数的烷烃少两个氢原子。所以烯烃的通式为 C_nH_{2n}（ $n \geq 2$ ）。

烯烃的同分异构体比相同碳原子数的烷烃要多。这是因为烯烃除碳链异构外，还有碳碳双键（官能团）的位置异构。

2. 烯烃的命名　烯烃的系统命名法跟烷烃类似，所不同的是要指出双键在碳链上的位置。命名步骤如下：

（1）选择主链：选择分子中包括碳碳双键在内的最长碳链作主链，根据主链碳原子的个数称为"某烯"。

（2）给主链编号：从离碳碳双键较近的一端开始，给主链碳原子编号，标出双键和取代基 的位置。双键的位次编号写在"某烯"前面，中间用短线隔开。

（3）确定名称：将取代基的位置、数目和名称写在双键位置的前面。例如：

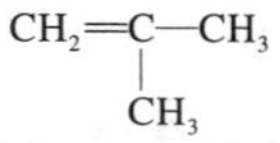

$$CH_2=\underset{\underset{CH_3}{\mid}}{C}-CH_3 \qquad\qquad CH_3-CH_2-CH=CH-CH_3$$
　　　　2-甲基丙烯　　　　　　　　　　　　　　　　2-戊烯

即时练

用系统命名法命名下列烯烃：

$$CH_3-CH=CH-CH_3 \qquad\qquad CH_3-\underset{\underset{CH_3}{\mid}}{CH}-CH=CH-CH_3$$

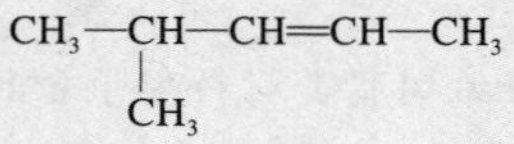

（二）炔烃

分子中含有一个碳碳三键的不饱和链烃称为**炔烃**。碳碳三键（ $-C\equiv C-$ ）是炔烃的官能团。

1. 炔烃的同系物　炔烃中除乙炔外，还有丙炔、丁炔和戊炔等一系列化合物，它们在组成上也是相差一个或几个 CH_2 原子团，都是炔烃的同系物。

由于炔烃分子中含有碳碳三键，比相同碳原子数的烯烃少两个氢原子，所以炔烃的

通式为 C_nH_{2n-2} $(n \geqslant 2)$。

2. 炔烃的命名 炔烃的系统命名法与烯烃相似,命名时只要将"烯"字换成"炔"字,并注明三键的位置。例如:

$$CH_3 - C \equiv C - CH_3$$
2-丁炔

$$CH_3 - CH - C \equiv C - CH_3$$
$$\underset{\displaystyle CH_3}{|}$$
4-甲基-2-戊炔

即时练

用系统命名法命名下列炔烃:

$$CH_3 - C \equiv CH$$

$$CH_3 - \underset{\displaystyle \underset{CH_3}{|}}{\overset{\displaystyle \overset{CH_3}{|}}{C}} - C \equiv CH$$

(三) 烯烃和炔烃的化学性质

烯烃分子中的碳碳双键和炔烃分子中的碳碳三键称为不饱和键,因此烯烃和炔烃也称为不饱和烃。它们的化学性质与乙烯及乙炔相似,比较活泼,容易发生加成反应、氧化反应等。也都能使溴的四氯化碳溶液和高锰酸钾酸性溶液褪色,常用于鉴别饱和烃与不饱和烃。

⊕ 自 测 题

一、本节自我小结

项目	内容
烯烃	官能团:_____ 分子式通式:_____ 代表物:_____
炔烃	官能团:_____ 分子式通式:_____ 代表物:_____
化学性质	1. 加成反应:
	如 $CH_2 = CH_2 + Br_2 \longrightarrow$; $CH \equiv CH + H_2 \xrightarrow{Ni}$
	2. 氧化反应:烯和炔都可以点燃生成 CO_2 和 H_2O;也可以被_____色的 $KMnO_4$ 氧化而使其褪色。如:
	$CH_2 = CH_2 + O_2 \xrightarrow{点燃}$; $CH \equiv CH + O_2 \xrightarrow{点燃}$
	3. 聚合反应:
	如:$n\,CH_2 = CH_2 \xrightarrow{催化剂}$
系统命名特点	1. 选主链:选含官能团_____的最长碳链为主链。
	2. 给主链编号:从靠近_____一端给主链编号,并以_____位次标出官能团位置。
	3. 写名称:取代基的_____—数目和名称—_____位置—某烯(炔)。
重要应用	烯和炔能使溴水和高锰酸钾褪色,烷烃没有这种性质。用这种性质可以将饱和烃_____与不饱和烃_____、_____区别开。

二、选择题

1. 下列物质属于烯烃的是(　　)
   A. C_2H_6　　　　　　　B. C_2H_4
   C. C_2H_2　　　　　　　D. C_6H_6

2. 下列说法正确的是(　　)
   A. 互为同系物的有机物其组成相同,结构也相同。
   B. 分子组成为 C_3H_8 和 C_5H_{10} 的有机物一定互为同系物。
   C. 结构相似,分子组成相差一个或几个 CH_2 原子团的一系列有机物互为同系物。
   D. 互为同系物的有机物可以是同分异构体。

3. 下列说法正确的是(　　)
   A. 含有双键的物质是烯烃
   B. 能使溴水褪色的物质是烯烃
   C. 分子中所有原子在同一平面的烃是烯烃
   D. 分子式为 C_4H_8 的开链烃一定是烯烃

4. 下列烃中,不能使高锰酸钾和溴的四氯化碳溶液褪色的是(　　)
   A. C_2H_4　　　　　　　B. C_2H_6
   C. C_3H_6　　　　　　　D. C_3H_4

5. 下列各组有机物中,互为同系物的一组是(　　)
   A. C_2H_4 与 C_3H_4　　　B. CH_4 与 C_2H_4
   C. C_2H_4 与 C_3H_6　　　D. C_2H_4 与 C_2H_6

6. 下列有机物分子中含有碳碳双键的是(　　)
   A. 2-丁炔　　　　　　B. 丙烯
   C. 聚乙烯　　　　　　D. 乙烷

7. 烯烃能使溴水褪色,这个反应属于(　　)
   A. 取代反应　　　　　B. 加成反应
   C. 氧化反应　　　　　D. 聚合反应

三、用系统命名法命名下列有机物或写出结构简式

1. $CH_3-\overset{\displaystyle |}{\underset{\displaystyle CH_3}{C}}=CH_2$

2. $CH_3-\overset{\displaystyle |}{\underset{\displaystyle CH_3}{CH}}-CH=CH-CH_3$

3. 乙烯

4. 2-丁烯

5. 1-丁炔

6. 4-甲基-2-戊炔

第4节　芳　香　烃

分子中含有一个或多个苯环结构的烃,称为芳香烃,简称芳烃。因最初是从天然香树脂、香精油中提取的,且具有芳香气味而得名,大量的芳烃可以从煤和石油中提取,是重要的化工原料,可用于合成染料、农药、药物等。

一、苯的分子结构

苯是最简单的芳香烃,分子式是 C_6H_6。根据研究,苯分子的结构式为:

可简写为:

从这样的结构式来推测,苯的化学性质应该显示出极不饱和的性质。

苯不能被高锰酸钾氧化,一般情况下也不能与溴水发生加成反应,说明苯没有明显的不饱和烃的性质。事实上,苯分子里 6 个碳原子之间的化学键完全相同,是一种介于单键和双键之间的独特的键:大 π 键。苯分子的 6 个碳原子和 6 个氢原子都在同一平面上。为了表示苯分子结构的这一特点,常用结构简式⬡来表示苯的结构。苯分子模型

见图 4-5。大 π 键非常稳定,不易破裂。

二、苯的同系物与命名

苯环上的氢原子被烷基取代所生成的化合物,称为苯的同系物。例如:

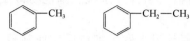

甲苯　　　　　　　乙苯

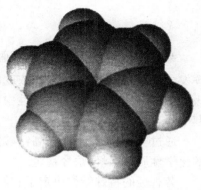

图 4-5　苯分子模型

苯及其同系物的组成通式为 C_nH_{2n-6}（ $n \geqslant 6$ ）。

苯的同系物的命名方法如下:

1. 以苯为母体,把取代基名称写在前面,省去"基"字,称为某苯。如甲苯、乙苯等。

2. 若取代基有两个,可用邻(o)、间(m)、对(p)或阿拉伯数字表示取代基位置。如:

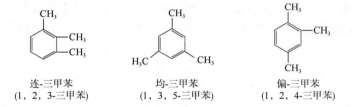

邻-二甲苯　　　　　　间-二甲苯　　　　　　对-二甲苯
(1,2-二甲苯)　　　　(1,3-二甲苯)　　　　(1,4-二甲苯)

3. 若取代基为三个,可用连、均、偏,或阿拉伯数字表示取代基位置。如:

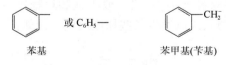

连-三甲苯　　　　　　均-三甲苯　　　　　　偏-三甲苯
(1,2,3-三甲苯)　　　(1,3,5-三甲苯)　　　(1,2,4-三甲苯)

苯或苯的同系物分子中,去掉一个氢原子剩下的原子团,称为芳香烃基。通常用符号 Ar— 表示。例如:

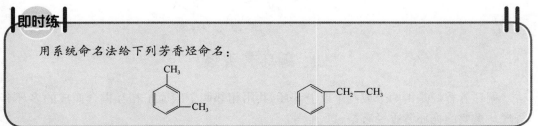

苯基　　　　　　　　　　　　苯甲基(苄基)

即时练

用系统命名法给下列芳香烃命名:

55

三、苯及其同系物的性质

苯是无色带有特殊气味的液体,比水轻,不溶于水,沸点为 $80.1℃$,熔点为 $5.5℃$,易挥发。苯有毒,短时间吸入高浓度的苯蒸气,就会引起急性中毒,甚至危及生命;长时间吸入低浓度的蒸气,可引起慢性中毒,损害造血器官与神经系统。苯也易被皮肤吸收引起中毒。

通过实验,苯既不能被高锰酸钾氧化也不能与溴水发生加成反应使其褪色,说明苯的化学性质比烯烃、炔烃稳定。

芳香烃的特殊结构决定了它们都具有特殊的性质,苯及其同系物的化学性质主要发生在苯环上。一般情况下表现为难加成、难氧化、易取代的芳香性。

(一) 取代反应

取代反应是芳香烃苯环上最主要的化学反应,比较重要的取代反应有卤代、硝化和磺化等反应。

卤代反应:在卤化铁或铁粉作催化剂时,苯能与卤素作用,苯环上的氢原子被卤原子(—X)取代,生成卤代苯。例如:

$$\text{苯} + Br_2 \xrightarrow[\triangle]{FeBr_3} \text{溴苯} + HBr$$

(二) 氧化反应

苯环不易被氧化,但苯的同系物因含有侧链可以被强氧化剂所氧化,而且不论烷基长短,一般氧化成羧基(—COOH)。例如:甲苯可使紫色酸性高锰酸钾溶液褪色。

$$\text{甲苯}(CH_3) \xrightarrow{KMnO_4 + H_2SO_4} \text{苯甲酸}(COOH)$$

利用这一性质,可以区分苯和苯的同系物。

(三) 加成反应

苯不具备典型的碳碳双键结构,苯比一般不饱和烃稳定,不容易发生加成反应。但在特定的条件下,苯也能与氢或氯发生某些加成反应。例如:

$$\text{苯} + 3H_2 \xrightarrow[180\sim250℃]{\text{镍}} \text{环己烷}$$

四、稠环芳香烃

稠环芳香烃是由两个或两个以上苯环,共用相邻两个碳原子相互稠合而成的多环芳香烃。重要的稠环芳香烃有萘、蒽、菲等。

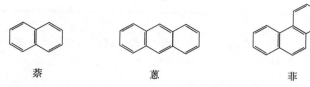

萘　　　　　　蒽　　　　　　菲

萘是无色片状结晶,有特殊气味,易升华;过去曾制成卫生球用来防蛀,因毒性较大而停止生产使用。蒽和菲互为同分异构体,可制造染料和药物。

生物体内许多重要化合物的分子结构中含有菲的骨架。即含有一个完全氢化了的菲与环戊烷稠合在一起的结构,称为环戊烷多氢菲。结构式如下:

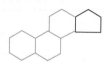

环戊烷多氢菲

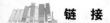 链　接

石 油 和 煤

石油和煤是宝贵的地下物质资源,它们既是我国现阶段的主要能源,又是十分重要的化工原料,可用于制造化肥、塑料、合成橡胶、染料、医药等。

石油,人们称为"工业的血液"。石油主要是由多种烷烃、环烷烃和芳香烃组成的混合物。石油炼制和加工的主要目的一方面是将这些混合物进行一定程度的分离,使它们各尽其用;另一方面是将含碳原子多的烃转变为含碳原子较少的烃,以提高石油的利用价值。

煤根据含碳量不同可以分为无烟煤、烟煤、褐煤和泥煤等。煤还含有氢、氮、硫、氧等元素以及无机矿物质,所以煤是由有机物和无机物所组成的复杂混合物。我国是产煤大国,约占总产量70%的煤都被直接烧掉,既浪费了资源,又污染了环境。将煤进行干馏是工业上获得苯、甲苯、二甲苯等芳香烃的重要来之一。

自 测 题

一、本章自我小结

项目	内容
芳香烃	芳香烃:一般是指分子中含＿＿＿＿的烃。
最简单的芳香烃—苯	苯的结构式:＿＿＿＿　简式:＿＿＿＿。
苯及其同系物	苯的同系:苯环上的氢原子＿＿＿＿取代所生成的化合物。
	苯及其同系物的组成通式:＿＿＿＿。
	苯及其同系物的化学性质表现为芳香性:难＿＿＿＿、难＿＿＿＿、易＿＿＿＿。
苯及其同系物的化学性质	1. 取代反应:苯及其同系物可以发生卤代反应。如:

$$\text{（苯）} + Br_2 \xrightarrow[\triangle]{FeBr_3} \underline{\qquad\qquad}。$$

项目	内容
苯及其同系物的化学性质	2. 氧化反应:苯_____被强氧化剂高锰酸钾所氧化,但苯的同系物侧链_____氧化成羧基,且能使酸性高锰酸钾溶液_____;如: —R $\xrightarrow{H_2SO_4+KMnO_4}$ 3. 加成反应:在特殊情况下,可以与氢气、氯气发生加成反应。
稠环芳香烃	萘是最简单的稠环芳烃,萘的结构简式:_____。 萘的结构简式:_____蒽的结构简式:_____。 菲的结构简式:_____。蒽和菲互为同分异构体。

二、选择题

1. 下列各组烃中,互为同系物的一组是(　　)

    A. 甲烷与乙烯

    B. 乙烯与丙烯

    C. 邻二甲苯与间二甲苯

    D. 乙烯与乙炔

2. 不能使高锰酸钾酸性溶液褪色的是(　　)

    A. 乙烯　　　　　　B. 甲苯

    C. 乙炔　　　　　　D. 苯

3. 下列物质中属于苯的同系物的是(　　)

    A.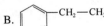

C.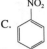

D.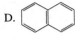

4. 下列不属于苯的芳香性的是(　　)

    A. 难被氧化　　　　B. 难发生加成反应

    C. 易发生取代反应　　D. 易发生还原反应

三、用系统命名法给下列物质命名

1. 　　(邻二甲苯结构)

2. 　　(溴苯结构)

5

第5章　烃的含氧衍生物

烃分子中的氢原子被含有氧原子的原子团取代后的化合物,称为烃的含氧衍生物。常见的有醇、酚、醚、醛、酮、羧酸和酯等。本章重点介绍以上物质的结构特点和理化通性,以及常见含氧有机化合物的医药应用。

第1节　醇、酚、醚

一、醇类化合物

案例 5-1

近年来,因假酒而造成中毒的事件在我国时有发生,这是因为假酒中含有过量的甲醇。甲醇有毒,饮用会造成失明,甚至危及生命。

问题: 1. 什么是甲醇? 酒的主要成分是什么?

　　　　 2. 医用酒精的主要成分是什么?

(一) 醇的结构特征

观察图5-1乙醇的球棍式结构,可以得出乙醇的结构式和结构简式:

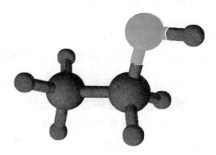

图 5-1　乙醇的分子模型(球棍结构)

乙醇分子的结构式　　　　　　乙醇分子的结构简式

链烃、脂环烃和芳香烃侧链上的氢原子被羟基取代后形成的化合物称为**醇**。醇类化合物的官能团是醇羟基(—OH)。

(二) 醇的理化通性

$C_1 \sim C_4$ 的低级醇为无色易挥发液体,具有酒味,易溶于水。$C_5 \sim C_{11}$ 的中级醇为油状液体。C_{12} 以上的高级直链醇为蜡状固体。低级醇可以与水任意混溶,随着醇分子的碳原子数目增多,醇的水溶性明显下降。

醇羟基(—OH)是醇的官能团,醇的主要化学性质是由醇羟基决定的。

1. 与金属反应

$$CH_3—CH_2—OH+2Na \longrightarrow CH_3—CH_2—ONa+H_2\uparrow$$

乙醇与金属钠作用比水与金属钠作用缓和得多,说明醇的酸性比水弱。

2. 与无机酸反应 醇能与含氧无机酸如硝酸生成无机酸酯。

$$\begin{array}{c}CH_2—OH \\ | \\ CH—OH \\ | \\ CH_2—OH\end{array} +3HO—NO_2 \xrightarrow[100℃]{H_2SO_4} \begin{array}{c}CH_2—ONO_2 \\ | \\ CH—ONO_2 \\ | \\ CH_2—ONO_2\end{array} +3H_2O$$

甘油   甘油三硝酸酯

甘油三硝酸酯又叫硝化甘油或硝酸甘油,是一种猛烈的炸药,也可用作心血管舒张药,可使心绞痛缓解。另外,醇与硫酸、磷酸也可以发生酯化反应。

链 接

硝酸甘油在临床上的应用

硝酸甘油用于冠心病、心绞痛的治疗及预防,也可用于降低血压,治疗充血性心力衰竭。

3. 氧化反应 醇在氧化剂 $K_2Cr_2O_7$、$KMnO_4$ 作用下能发生氧化反应。

$$CH_3—CH_2—OH \xrightarrow{[O]} CH_3—\overset{\displaystyle O}{\overset{\|}{C}}H \xrightarrow{[O]} CH_3—\overset{\displaystyle O}{\overset{\|}{C}}—OH$$

乙醇   乙醛   乙酸

$$CH_3—\underset{\underset{OH}{|}}{C}H—CH_3 \xrightarrow{[O]} CH_3—\overset{\displaystyle O}{\overset{\|}{C}}—CH_3$$

2-丙醇   丙酮

有机物分子中加入氧原子或者失去氢原子的反应称为**氧化反应**。

链 接

判断酒后驾驶的方法及原理

乙醇能被 $K_2Cr_2O_7$ 氧化,$K_2Cr_2O_7$ 与乙醇反应后颜色改变。交警用含有 $K_2Cr_2O_7$ 的硅胶检查司机呼出的气体,根据硅胶颜色变化(乙醇含量越多颜色越深,橙黄变灰绿),可以判断司机是否酒后驾车。

(三) 医学常见的醇

1. 甲醇(CH_3OH) 甲醇因在干馏木材中首次发现,故又称木醇或木精。甲醇为无色透明、易燃、易挥发的液体,有酒精味,沸点 64.50℃,人口服中毒最低剂量约为 100mg/kg 体重,经口摄入 0.3~1g/kg 可致死。用于制造甲醛和农药等,并用作有机物的萃取剂

和酒精的变性剂等。

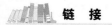 **链　接**

甲 醇 中 毒

甲醇及代谢产物甲醛和甲酸能损害中枢神经、眼部。甲醇本身具有麻醉作用,对神经细胞有直接毒性作用,还能干扰体内某些氧化酶的代谢,使乳酸和其他有机酸蓄积。甲醇代谢物甲酸能损害乳头和视神经,导致视乳头水肿、视神经损害,还能导致代谢酸中毒。

2. 乙醇(C_2H_5OH)　乙醇俗称酒精,是无色透明、易燃、易挥发的液体,沸点78.5℃,有酒香的气味,毒性小,比水轻,能与水以任意比互溶,能与大多数有机溶剂混溶,其蒸气能与空气形成爆炸性混合物。乙醇的用途很广,是饮用酒的主要成分,在国防工业、医疗卫生、有机合成、食品工业、工农业生产中都有广泛的用途。医疗上常用95%乙醇溶液配制酊剂,25%~50%乙醇溶液用于高热病人拭浴,进行物理降温,50%乙醇溶液用于长期卧床病人擦涂预防褥疮,70%~75%乙醇溶液用作外用消毒剂。

70%~75%酒精的作用是凝固细菌体内的蛋白质,从而杀死细菌。95%的酒精能将细菌表面薄膜的蛋白质迅速凝固,并形成一层保护膜,阻止酒精进入细菌体内,因而不能将细菌彻底杀死。待到适当时机,薄膜内的细胞可能将薄膜冲破而重新复活。如果酒精浓度低于70%,虽可进入细菌体内,但不能将其体内的蛋白质凝固,同样也不能将细菌彻底杀死。只有70%~75%的酒精既能顺利地进入到细菌体内,又能有效地将细菌体内的蛋白质凝固,因而可彻底杀死细菌。

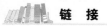 **链　接**

为什么有些人喝酒后面部潮红?

喝酒后面部潮红,是因为这些人体内有高效的乙醇脱氢酶,能迅速将血液中的酒精转化成乙醛,而乙醛具有让毛细血管扩张的功能,使皮下暂时性血管扩张,从而出现脸色泛红甚至身上皮肤潮红等现象,也就是平时所说的"上脸"。乙醇代谢的速率主要取决于体内酶的含量,其具有较大的个体差异,并与遗传有关。

3. 丙三醇$\left(\begin{array}{c}CH_2-OH \\ | \\ CH-OH \\ | \\ CH_2-OH\end{array}\right)$　俗称甘油,无色黏稠液体无气味,有甜味能吸潮,能与水、

乙醇以任意比例混溶。有润肤作用,但浓度高时有很强的吸湿性,刺激皮肤,故润肤使用时,先用适量水稀释。甘油用途非常广泛。在医学方面,用以制取各种制剂、溶剂、吸湿剂、防冻剂和甜味剂,配制外用软膏或栓剂等。临床上对便秘患者,常用甘油栓剂或50%的甘油溶液灌肠。

4. 苯甲醇(苯环—CH₂OH)　苯甲醇又称苄醇,是最简单的芳香醇。

苯甲醇为无色液体,有芳香气味,微溶于水,易溶于醇、醚、芳烃。可燃,有毒,有麻醉作用,对眼、上呼吸道、皮肤有刺激作用。摄入会引起头痛、恶心、呕吐、胃肠道刺激、惊厥、昏迷。医药上是合成树脂、维生素B注射液的溶剂,是药膏或药液的防腐剂。

二、酚类化合物

案例 5-2

1865 年 8 月 12 日,英国著名的医生利斯特发现病人手术后死因多数是伤口化脓感染。他进行了第一次试验,在手术台上、手术器械以及整个手术过程中,都喷洒了稀释的石炭酸溶液,结果获得了出乎意外的成功。后来,他每次做手术前,都将石炭酸溶液喷洒在室内以及手术器械、纱布等物上,并用石炭酸溶液洗手、洗病人的伤口。由于采用这种消毒法,伤口化脓明显减少,手术死亡率也大幅度下降。利斯特也因此被誉为"外科消毒之父"。

问题:1. 什么是苯酚? 苯酚应该如何保存? 为什么?

2. 利斯特为什么能用苯酚消毒?

(一) 酚的结构特征

酚可以看做是芳香烃分子中芳环上的氢原子被羟基取代后生成的化合物。苯酚则是苯环上的氢原子羟基取代的化合物,结构简式如下:

酚类化合物除了苯酚外还有其他的化合物,例如:

邻-苯二酚(1,2-苯二酚)　　　间-苯二酚(1,3-苯二酚)

酚:芳环上的氢原子被羟基取代后形成的化合物称为酚。

酚的官能团是酚羟基(—OH),醇和酚具有相同的官能团羟基(—OH)。

即时练

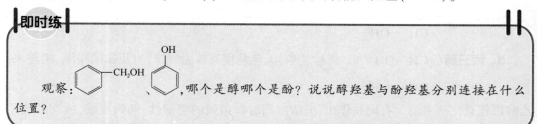

观察: 、 ,哪个是醇哪个是酚? 说说醇羟基与酚羟基分别连接在什么位置?

(二) 酚的理化通性

多数酚类都是无色固体,一元酚微溶于水,能溶于乙醇、乙醚等有机溶剂。酚具有特殊的气味,易被空气氧化,所以常带有不同程度的红色。

酚的官能团是酚羟基,由于结构中有苯环,所以其化学性质主要由酚羟基和苯环决定:

1. 弱酸性　酚类化合物呈弱酸性,其酸性比醇强,比碳酸弱。酚可与强碱(如氢氧化钠、氢氧化钾等)起中和反应,生成可溶于水的酚盐。

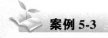

$$苯酚(浑浊) \quad + NaOH \longrightarrow \quad 苯酚钠(澄清) \quad + H_2O$$

苯酚不溶于 $NaHCO_3$,也不能使石蕊试液变色。若在苯酚钠的水溶液中通入二氧化碳后,苯酚也可被游离出来,而使溶液浑浊,利用酚这一性质可进行分离提纯。

$$苯酚钠(澄清) \quad + CO_2 + H_2O \longrightarrow \quad 苯酚(浑浊) \quad + NaHO_3$$

2. 氧化反应 酚类很容易被氧化,苯酚在空气中能被氧化成粉红色、红色或暗红色的复杂产物。所以保存酚类药物时,应避免与空气接触,必要时加抗氧剂。

链 接

酚类食品添加剂

酚类化合物还原性强,能清除过氧化脂质,中断自由基连锁反应,常用于食品、饮料、植物油中,作抗氧化剂。目前美国食品药物管理局批准使用的合成酚类抗氧化剂有丁基羟基茴香醚、特丁基对苯二酚等。天然酚类抗氧化剂有生育酚(维生素E),类黄酮等。

(三) 医学常见的酚

1. 苯酚(C_6H_5OH) 简称酚,俗称石炭酸,有特殊气味的无色针状结晶,有毒,熔点43℃,沸点181.9℃。常温下微溶于水,易溶于有机溶剂;当温度高于65℃时,能跟水以任意比例互溶。苯酚是生产杀菌剂、防腐剂、药物的重要原料,也可用于消毒外科器械,皮肤杀菌、止痒及中耳炎。苯酚有腐蚀性,接触皮肤后会使局部蛋白质变性。其溶液沾到皮肤上可用酒精洗涤。小部分苯酚暴露在空气中被氧气氧化为醌而呈粉红色。遇三价铁离子变紫,通常用此方法来检验苯酚。

2. 维生素E 维生素E(Vitamin E)是一种脂溶性维生素,黄色油状物,其水解产物为生育酚,是最主要的抗氧化剂之一。豆类蔬菜中含量很丰富,小麦胚芽含量最高。生育酚能促进性激素分泌,与动物生殖功能有关。生育酚主要有四种衍生物,按甲基位置分为 α、β、γ 和 δ 四种。其中 α-生育酚活性最高。

临床上常用维生素E治疗先兆流产和习惯性流产,还用于治疗痔疮、冻疮、肌痉挛、胃及十二指肠溃疡等。维生素E可作为自由基清除剂或抗氧化剂,具有延缓衰老的作用。

三、醚类化合物

案例 5-3

谁是使用乙醚麻醉的第一人

西医外科学的麻醉术与美国医学有着历史渊源。十九世纪中叶,美国人正是因为发明了化学麻醉术,才使美国医学跨世界医学的先进行列,谁是发明乙醚麻醉的第一人呢?公认的说法是美国佐治亚州的外科医生格拉福德·W·朗(Grawford W. Long)最先使用乙醚麻醉。1842 年 3 月 30 日,朗利用乙醚吸入麻醉法,成功地为吉姆·夫纳博尔(James Venable)做了手术,切除了患者颈背部的粉瘤。同年 7 月,他用乙醚麻醉为一名黑人青年做了脚趾切除术。

朗虽然利用乙醚麻醉做了很多手术,但是在他以前已经有人把乙醚当作麻醉剂使用了,1842 年 1 月,美国牙科医生埃利加·波普(Elijah Pope)在给一位女病人行拔牙术时,他的好朋友威廉·E·克拉克(Willi E. Clarke)帮助波普用乙醚做麻醉,因此克拉克是第一位把乙醚当作麻醉剂使用的医生,遗憾的是克拉克和波普都没有意识到他们所做的一切对医学发展是多么地重要,因此在医学发展史上二人的名字都没有载入史册。

问题:什么叫乙醚?为什么乙醚可用做麻醉剂?

(一) 醚的结构特征

1. 醚的结构两个烃基通过一个氧原子连接起来的化合物称为**醚**。

醚的通式为:(Ar)R—O—R(Ar′)

式中两个烃基可以相同,也可以不同。醚中的(C)—O—(C)键称为醚键,是醚的官能团。

单醚: CH_3—O—CH_3 CH_3—CH_2—O—CH_2—CH_3

甲醚　　　　　　　乙醚　　　　　　　　　二苯醚

混醚: CH_3—O—CH_2—CH_3 CH_3—CH_2—O—CH_2—CH_2—CH_3

甲乙醚　　　　　　　　乙丙醚

(二) 醚的理化通性

除甲醚是气体外,多数醚在常温下是无色液体,有特殊气味。易挥发、易燃,不溶于水。醚不活泼,是良好的有机溶剂,常用作溶剂的醚有乙醚、四氢呋喃等。

醚类如果常与空气接触或经光照,可生成不易挥发的过氧化物,过氧化物不稳定,遇热分解,容易发生爆炸,因此,醚类应避免暴露在空气中,应保留在深色玻璃瓶中,也可加入抗氧剂(如对苯二酚)防止过氧化物氧化。

(三) 医学常见的醚

乙醚乙醚($C_2H_5OC_2H_5$)是无色透明的液体,微溶于水,能溶解多种有机物,是一种常用的良好有机溶剂。

乙醚与空气长期接触后,易被氧化生成过氧化乙醚。过氧化乙醚非常容易分解爆炸。乙醚应放在棕色瓶中,并加入铁丝等以防止过氧化乙醚的生成。蒸馏放置过久的乙醚时,要先检验是否有过氧化物存在,且不要蒸干。

乙醚有麻醉作用,曾用于外科手术,但由于乙醚麻醉起效慢,可引起恶心、呕吐等副作用,现已被安氟醚和脱氟醚等新型全身麻醉剂所替代。

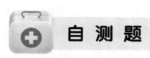

自测题

一、本节自我小结

项目	内容
醇	官能团：_____　举例：_____。
酚	官能团：_____　举例：_____。
醚	官能团：_____　举例：_____。
醇的化学性质	醇与金属钠反应,生成_____。 醇与无机酸反应,生成_____。 醇能在氧化剂作用下发生氧化反应,生成_____或_____。
酚的化学性质	苯酚有弱酸性,能与氢氧化钠作用生成_____,再向其溶液中通入二氧化碳,溶液变____ ___,有_____析出,说明苯 酚的酸性比碳酸_____。
醚的化学性质	乙醚与空气长期接触后,易被生成过_____。后者非常容易_____。因此,使用乙醚时要特别小心,贮存乙醚时,应放在_____瓶子中,并加入_____等以防止过氧化乙醚的生成。

二、写出下列各化合物的结构简式

1. 酒精　　2. 甘油　3. 石炭酸　4. 苄醇

5. 乙醚

三、标出下列物质的官能团,并说出下列物质名称

1. C_2H_5—OH　　　　2. CH_3—O—CH_3

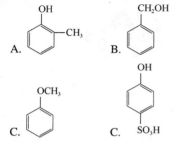

3. 　　　　　　　4.

四、选择题

1. 下列物质中酸性最弱的是(　　)

   A. 磷酸　　B. 盐酸　　C. 碳酸　　D. 苯酚

2. 属于醇类化合物的是(　　)

A.　　　　　　B.

C.　　　　　　C.

3. 临床上用作消毒的酒精,其乙醇的含量是(　　)

   A. 75%　　B. 35%　　C. 95%　　D. 60%

4. 禁用工业酒精配制饮料酒,是因为工业酒精中含有(　　)

   A. 甲醇　B. 乙醇　C. 丙醇　D. 丙三醇

5. 常用作缓解心绞痛的药物硝酸甘油是甘油与下列何种试剂经酯化反应得到的(　　)

   A. 硝酸　　B. 硫酸　　C. 盐酸　　D. 碳酸

6. 下列关于醇和酚的说法中正确的是(　　)

   A. 含有羟基的化合物一定是醇

   B. 分子内有苯环和羟基的化合物一定是酚

   C. 羟基跟链烃基相连时,有机物为醇

   D. 酚和醇具有相同的官能团,因而具有相同的化学性质

7. 苯酚有毒且有腐蚀性,使用时若不慎溅到皮肤上可用来洗涤的试剂是(　　)

   A. 酒精　　　　　B. 碳酸氢钠

   C. 60℃以上的水　D. 冷水

8. 下列物质属于酚类化合物的是(　　)

   A. CH_3CH_2OH　　B. C_6H_5OH

   C. $C_6H_5CH_2OH$　D. CH_3OCH_3

9. 下列溶液中通入过量的 CO_2 后,溶液变浑浊的是(　　)

   A.　　　　　　B. C_2H_5OH

   C. NaOH　　　　D. HCl

五、填空题

1. 醇和酚分子中都含有羟基,但在醇分子中羟基连在____,而在酚分子中羟基直接连在____。

2. 临床上用于消毒的酒精浓度为_____,用于高

烧病人擦浴的浓为_____。

3. 苯酚俗称____，苯酚微溶于水，向其溶液中加入 NaOH，生成____溶液变为澄清，化学方程式____再向澄清的溶液中通入 CO_2 气体，生成____溶液又变浑浊。这一反应说明苯酚的酸性较碳酸_____（填强或弱）。

4. 维生素 E(Vitamin E)是一种脂溶性维生素，黄色油状物，水解产物为，其主要有四种衍生物，按甲基位置分为 α、β、γ 和 δ 四种。其中____

____活性最高。

六、完成下列化学反应式

1. $CH_3CH_2CH_2OH + Na \longrightarrow$

2. $+CO_2 + H_2O \longrightarrow$

七、简答题

酒精浓度越高消毒效果越好吗？95%的酒精能用作消毒剂吗？

第 2 节 醛和酮类有机化合物

醛和酮是醇的氧化产物，也是烃的含氧衍生物，它们的分子中都含有碳氧双键，即羰

基(
$$\overset{O}{\underset{\|}{-C-}}$$
)，统称为羰基化合物。醛和酮在自然界分布很广泛，可以用作溶剂、香料、制药的原材料。许多生物代谢反应都含有醛和酮或其衍生物类物质，对医药及生命科学具有重要意义。

案例 5-4

在 2004 年 8 月，林先生夫妇和 4 岁的女儿搬进新房，不到 10 个月，孩子就被发现得了急性白血病，2 个多月后，不治身亡。这是我国首例因新房装修造成甲醛超标致人死亡案件。
问题：1. 什么是甲醛？什么是醛类有机化合物？它的官能团是什么？
2. 什么是福尔马林？甲醛除了能致人生病，它的用途有哪些？

一、醛和酮的结构特征

观察图 5-3 乙醛和丙酮的球棍式结构，根据球棍式结构写出它们的结构式和结构简式：

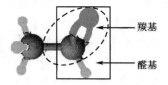

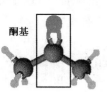

图 5-2 乙醛、丙酮分子球棍模型

乙醛分子的结构式

丙酮分子的结构式

CH_3CHO

乙醛分子的结构简式

$CH_3-\overset{O}{\underset{\|}{C}}-CH_3$

丙酮分子的结构简式

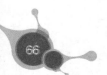

如果将乙醛或丙酮分子中的甲基用烃基替换,得到醛类和酮类的结构通式:

$$(Ar)R—\overset{\overset{\displaystyle O}{\|}}{C}—H \qquad\qquad (Ar)R_1—\overset{\overset{\displaystyle O}{\|}}{C}—R_2(Ar)$$

醛的官能团是**醛基** $—\overset{\overset{\displaystyle O}{\|}}{C}—H$（或-CHO）,醛基是羰基与氢原子相连的基团。由醛基和烃基(或氢原子)组成的化合物称为醛。

酮的官能团是**酮基** $\overset{\overset{\displaystyle O}{\|}}{\underset{}{—C—}}$（或—CO—）,酮基与两个烃基相连的化合物称为酮。

从醛、酮的结构式可以看出,醛分子中的醛基一定连在碳链的首端,酮分子中的酮基则连在两个烃基之间。

二、醛和酮的理化通性

常温下,甲醛为气体,其余醛、酮都为液体或固体。醛、酮的沸点高于相对分子质量相近的烷烃和醚,比相应的醇低。大多数醛、酮微溶或不溶于水而溶于有机溶剂。

低级醛具有强烈刺激性气味,中级（$C_8 \sim C_{13}$）醛和酮在较低浓度时往往有香味,可用于化妆品或食品工业。

醛、酮虽然是两类不同的化合物,因醛、酮分子中都含有羰基,所以它们具有相似的化学性质,主要有加成反应、氧化还原反应。但醛、酮的结构并不完全相同,醛基中的羰基与氢原子相连,而酮基则没有和氢原子相连。因此,醛和酮的化学性质又存在明显的差异,如醛的化学性质比酮活泼得多,一些醛能发生的反应,酮往往比较困难甚至不能发生。

（一）醛和酮的相似反应

1. 加成反应 在铂、钯或镍等金属催化剂作用下,醛、酮分子中的羰基加氢还原为相应的醇羟基;有机物分子中加入氢原子或失去氧原子的反应被称为**还原反应**。因此,醛和酮与氢的加成反应,属于还原反应。例如:

$$CH_3—\overset{\overset{\displaystyle O}{\|}}{C}—H +H—H \xrightarrow{\text{催化剂}} CH_3—\overset{\overset{\displaystyle OH}{|}}{\underset{\underset{\displaystyle H}{|}}{C}}—H$$

乙醛   乙醇

$$CH_3—\overset{\overset{\displaystyle O}{\|}}{C}—CH_3 +H—H \xrightarrow{\text{催化剂}} CH_3—\overset{\overset{\displaystyle OH}{|}}{\underset{\underset{\displaystyle H}{|}}{C}}—CH_3$$

丙酮   2-丙醇

此外,醛、酮还可以被金属氢化物(如硼氢化钠、四氢锂铝)还原。

2. 与强氧化剂的氧化反应 在一定条件下,醛和酮都能被强氧化剂如高锰酸钾、重铬酸钾等氧化。

例如,乙醛可以使紫红色的酸性高锰酸钾溶液褪色,也能使橙黄色的酸性重铬酸钾褪色,后者是检测酒驾的原理。

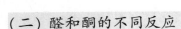

(二) 醛和酮的不同反应

醛、酮的官能团又有差别,因此它们的化学性质也不完全相同。

1. 与弱氧化剂的氧化反应　醛、酮虽然都能被强氧化剂氧化,但是若遇到弱氧化剂,则表现出其差异性。在醛的分子中,醛基上的氢原子比较活泼,更容易被氧化——甚至一些弱氧化剂(如托伦试剂、费林试剂、班氏试剂)也能氧化醛;酮基的碳原子上没有氢原子,所以酮不能被弱氧化剂氧化,这是醛和酮不同的化学性质。常利用这一性质来区别醛和酮。通常把有机物能够被弱氧化剂(托伦试剂、费林试剂、班氏试剂)氧化的性质称为还原性。

(1) 银镜反应:托伦试剂是硝酸银的氨溶液,主要成分是银氨配离子($[Ag(NH_3)_2]^+$),又称为银氨溶液。

当托伦试剂与乙醛共热时,生成单质银,在试管内壁形成明亮的银镜,故此称为银镜反应。反应式为:

$$CH_3—\overset{\overset{\displaystyle O}{\|}}{C}—H +2[Ag(NH_3)_2]OH \xrightarrow{\triangle} CH_3—COONH_4+ 2Ag\downarrow + 3NH_3+ H_2O$$

所有醛都能发生银镜反应,酮则不能,因此可用银镜反应鉴别醛和酮。

(2) 斐林反应:斐林试剂由硫酸铜溶液(斐林试剂甲)和酒石酸钾钠的氢氧化钠溶液(斐林试剂乙)两种溶液组成。使用时将两种溶液等体积混合后,形成深蓝色透明溶液,即斐林试剂。斐林试剂的主要成分等同于 $Cu(OH)_2$。

乙醛与斐林试剂共热,$Cu(OH)_2$ 被还原为砖红色的 Cu_2O 沉淀。

$$CH_3—CHO+2\, Cu(OH)_2 \xrightarrow{\triangle} CH_3—COOH + \underset{(砖红色)}{Cu_2O\downarrow} +2H_2O$$

芳香醛(如苯甲醛)不能与斐林试剂作用,可用此性质区别脂肪醛和芳香醛。酮不能被斐林试剂氧化,也可用此性质区别脂肪醛和酮。

2. 与希夫(Schiff)试剂反应　品红是一种红色染料,在其水溶液中通入二氧化硫,红色褪去成为无色溶液,即为品红亚硫酸试剂,又称为希夫试剂。醛与希夫试剂作用立即呈现紫红色,反应灵敏。酮不与希夫试剂反应。这是鉴别醛、酮的简便方法。

三、常见醛和酮类化合物

(一) 甲醛

甲醛(HCHO)俗名蚁醛,是最简单的醛。甲醛是一种无色、有强烈刺激性气味的气体。医药上质量分数(ω_B)为 0.35~0.40 的甲醛水溶液称为福尔马林(Formalin)。此溶液沸点为 19℃。故在室温时极易挥发,随着温度的上升挥发速度加快。质量分数(ω_B) 0.02 的甲醛溶液用于外科器械消毒,体积分数为 0.10 的甲醛溶液用于保存动物标本和尸体。

甲醛易发生聚合反应,生成多聚甲醛固体。长期放置的福尔马林会产生浑浊或白色沉淀——多聚甲醛。多聚甲醛加热到 160~200℃ 时,能解聚重新生成甲醛。若在甲醛中加入少量甲醇可防止甲醛聚合。

$$n(HCHO) \underset{\text{解聚}}{\overset{\text{聚合}}{\rightleftharpoons}} (HCHO)n$$

（二）乙醛

乙醛（CH_3CHO）是一种无色、具有刺激性气味的液体，易挥发，沸点 21℃，易溶于水和乙醇、乙醚等有机溶剂中。乙醛也容易发生聚合反应，生成三聚乙醛，用来保存乙醛。

案例 5-5

水合氯醛

在乙醛中通入氯气，氯原子取代乙醛分子中甲基上的三个 α-氢原子而生成三氯乙醛，三氯乙醛与水加成后得到水合三氯乙醛（$CCl_3—CHO \cdot H_2O$），其药名为水合氯醛。

水合氯醛为白色固体，能溶于水，有刺激性臭味。在临床上用于催眠和抗惊厥、神经性失眠、伴有显著兴奋的精神病及破伤风痉挛、士的宁中毒等。水合氯醛不易引起蓄积中毒，但味欠佳，且对胃有刺激性，不宜做口服药，用灌肠法给药，药效较好。

问题： 1. 请写出水合氯醛的分子结构简式。

2. 水合氯醛分子中有哪些官能团？简单说明其化学性质。

（三）苯甲醛

苯甲醛（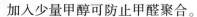）是最简单的芳香醛。苯甲醛是无色有苦杏仁味的液体，沸点 179℃；它微溶于水，易溶于乙醇和乙醚中。苯甲醛常以结合状态存在于桃、杏等水果的核仁中，又称苦杏仁精（油），是合成药物、香料、调味料等的原料。

（四）丙酮

丙酮（$\overset{O}{\underset{\parallel}{H_3C—C—CH_3}}$）是最简单的酮，是无色、易挥发、易燃的液体，沸点 56.5℃。它能与水、乙醇、乙醚和氯仿等混溶，并能溶解树脂、油脂等许多有机化合物，是常用的有机溶剂。

糖尿病患者由于代谢障碍，血液及尿液中的丙酮含量较高。

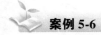
案例 5-6

血液中的丙酮

丙酮是体内脂肪代谢的中间产物。正常情况下，血液中丙酮的浓度很低。糖尿病患者由于代谢紊乱，体内常有过量的丙酮产生，并从尿液中排出或随呼吸呼出。临床上检查糖尿病患者尿液中的丙酮，可向其中滴加亚硝酰铁氰化钠[$Na_2Fe(CN)_5NO$]）溶液和氢氧化钠溶液，如有丙酮存在，尿液即呈鲜红色。

问题： 1. 根据所学知识，说出检测血液中丙酮的所有方法。

2. 写出丙酮的结构简式，说出丙酮的官能团。

📚 **链 接**

戊 二 醛

戊二醛(
$$\underset{HC-CH_2-CH_2-CH_2-CH}{\overset{O\qquad\qquad\qquad O}{\parallel\qquad\qquad\qquad\parallel}}$$
)纯品为无色或浅黄色油状液体,有微弱的醛气味,沸点187~189℃,易溶于水和醇。戊二醛水溶液呈酸性。戊二醛在酸性条件下稳定,可长期贮存,商业出售的戊二醛通常是质量分数为2%、25%、50%的酸性溶液。

戊二醛是近年使用较广泛的新型化学消毒剂,具有广谱高效杀菌作用。对金属腐蚀性小,受有机物影响小等特点。消毒用的戊二醛通常为2%的碱性溶液。

📚 **链 接**

樟 脑

樟脑(⬡O)是一种脂环族酮类化合物,学名2-莰酮。它存在于樟树中,特产于我国。樟脑为无色半透明固体,具有特殊的芳香气味,熔点176~177℃,在常温下即挥发。它不溶于水,能溶于有机溶剂和油脂中。

樟脑在医药上用途甚广,能兴奋呼吸和血管运动中枢,同时能兴奋心肌,挽救垂危病人。100g/L的樟脑酒精溶液称樟脑酊,有良好止咳功效。成药清凉油、十滴水、消炎镇痛膏等均含有樟脑。樟脑也可用于驱虫防蛀。

⊕ 自 测 题

一、本节自我小结

项目	内容
醛	结构通式:_____ 醛的官能团醛基:_____。
酮	结构通式:_____ 酮的官能团酮基:_____。
醛的化学性质	醛、酮与氢气发生加氢还原,生成_____类物质,属于_____反应。
	醛能被强氧化剂(如高锰酸钾)氧化,生成_____。
	醛能被弱氧化剂(如托伦试剂)氧化,产生_____。
	醛与希夫试剂作用显_____。
酮的化学性质	酮能被强氧化剂(如高锰酸钾)_____。
	酮与氢气发生加氢还原,生成_____。
	丙酮与亚硝酰铁氰化钠、氢氧化钠溶液反应生成_____色溶液。
重要名词	氧化反应:_____
	还原反应:_____
重要应用	醛与酮被弱氧化剂氧化的差异性,用于区别醛和酮。弱氧化剂主要有_____、_____。

二、选择题

1. 醛基和酮基具有共同的基团(　　)

    A. 羟基　　　　　　　　　　B. 醛基

    C. 酮基　　　　　　　　　　D. 羰基

2. 丁酮加氢还原生成(　　)

A. 1-丁醇　　　　　B. 异丁醇

C. 2-丁醇　　　　　D. 丁酸

3. 能与斐林试剂反应的是(　)

A. 丙酮　　　　　　B. 丁酮

C. 丙酸　　　　　　D. 丙醛

4. 生物标本防腐剂"福尔马林"的成分是(　　)

A. 40%的甲醛水溶液　　B. 40%甲酸水溶液

C. 40%乙醛水溶液　　　D. 40%丙酮水溶液

5. 临床上检查糖尿病患者尿液中的丙酮,一般使用的试剂是(　)

A. 斐林试剂　　　　　B. 托伦试剂

C. 希夫试剂　　　　　D. 亚硝酰铁氰化钠

6. 长期放置的福尔马林会产生浑浊或白色沉淀,这个白色沉淀是(　)

A. 甲醛　　　　　　B. 多聚甲醛

C. Ag 沉淀　　　　D. Cu_2O

三、填空题

1. 羰基的碳分别与_____及氢相连的化合物称为_____。羰基与两个_____相连的化合物称为_____。

2. 在催化剂铂、钯和镍的存在下,丙醛可以加氢还原生成____,丙酮可以加氢还原生成____。

3. 托伦试剂的主要成分是_____,斐林试剂的主要成分等同于是_____。

4. 乙醛和丙酮溶液中分别加入下列溶液,请填写下表:

试剂名称	反应物质	不反应物质	反应现象
托伦试剂			
斐林试剂			
希夫试剂			
亚硝酰铁氰化钠			

5. 福尔马林是指质量分数为____的_____;甲醛溶液常用于外科手术器械的消毒;三氯乙醛的分子结构简式为_____,它与水加成后得到_____,其药名为_____;苦杏仁精中含有____。

6. 临床上检查糖尿病患者尿液中的丙酮,可向其中滴加_____和氢氧化钠溶液,若出现___色,表明有丙酮。戊二醛是新型的化学消毒剂,具有_____杀菌作用,它的结构简式为_____。

四、写出下列物质的官能团名称

$CH_3-CH_2-CH_2-CH_2-CH\overset{O}{\parallel}$

苯环-$C\overset{O}{\parallel}-CH_3$

$\overset{O}{\parallel}-CH-CH_2-CH_2-CH_2\overset{O}{\parallel}$

苯环-$CH_2-CH\overset{O}{\parallel}$

$CH_3-\overset{O}{\overset{\parallel}{C}}-CH_2-CH_2-CH\overset{O}{\parallel}$

环己酮

五、写出下列变化的化学反应方程式,并注明反应类型

$$CH_3-\overset{O}{\overset{\parallel}{C}}-CH_3 +H_2 \xrightarrow{Pt}$$

$$CH_3-CH_2-\overset{O}{\overset{\parallel}{CH}} +H_2 \xrightarrow{Pt}$$

六、用化学方法区别下列有机物

1. 丁醛、丁酮

2. 乙醛、乙烯

第 3 节　羧酸、酯类

羧酸是指分子中含有羧基($-\overset{O}{\overset{\parallel}{C}}-OH$)的化合物,羧基是羧酸的官能团。除甲酸(H-COOH)外,羧酸也可以看作是烃分子中的氢原子被羧基取代的化合物。羧酸在自然界常以游离态或以盐、酯的形式存在。

案例 5-7

甲酸存在于蜂类、某些蚁类或毛虫的分泌物中,甲酸有刺激性,腐蚀性很强,被蚂蚁或蜂类蜇伤后引起皮肤红肿和疼痛,可以用稀氨水(或肥皂水)涂敷以止痛。

问题:为什么人的皮肤被蜂、蚁、毛虫蜇咬后,可以用稀氨水(或肥皂水)缓解疼痛?

一、羧酸的结构

(一) 乙酸的结构

乙酸俗称醋酸,是食醋的主要成分,普通食醋中含 3% ~ 5% 的乙酸。

观察下图乙酸的球棍式结构,根据球棍式结构,写出它的结构式和结构简式(图 5-3):

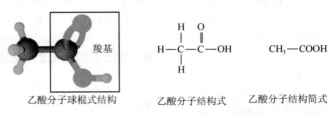

乙酸分子球棍式结构　　乙酸分子结构式　　乙酸分子结构简式

图 5-3　乙酸分子的球棍式结构、结构式和结构简式

乙酸可以看成是甲基和羧基相连而成的化合物。羧基的结构式为 $\overset{O}{\underset{}{-C}}-OH$,简写为—COOH。

(二) 羧酸的通式

如果将乙酸分子中的甲基用氢原子替换,可得到甲酸(H-COOH);用烃基替换,可得到其他羧酸,例如:

H—COOH　　　　CH$_3$—COOH　　　　⬡—COOH

甲酸　　　　　　乙酸　　　　　　　苯甲酸

羧酸结构通式为:(Ar)R$\overset{O}{\underset{(H)}{-C}}-OH$　官能团羧基:$\overset{O}{\underset{}{-C}}-OH$

二、羧酸的理化性质

甲酸、乙酸和丙酸为强烈刺激性气味的无色液体,含 4~9 个碳原子的饱和一元羧酸是具有腐败气味的油状液体,癸酸以上为蜡状固体。低级羧酸如甲酸、乙酸、丙酸和丁酸可与水混溶,其他羧酸随着相对分子量的增大,在水中的溶解度逐渐减小。饱和一元羧酸的熔点、沸点随着相对分子量的增加而升高。

羧酸的化学性质主要是由它的官能团羧基引起的。由于羰基和羟基相互影响,使羧基表现出既不同于羰基,又不同于羟基的某些特殊性质。羧酸的主要反应如下:

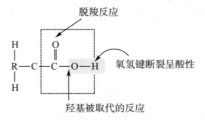

(一) 酸性

在羧酸分子中,因受羰基的影响,使羧基中羟基上的氢原子变得比较活泼,在水溶液

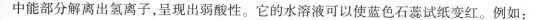

中能部分解离出氢离子,呈现出弱酸性。它的水溶液可以使蓝色石蕊试纸变红。例如:

$$R—COOH \longrightarrow RCOO^- + H^+$$

羧酸也可以与碱发生中和反应,生成羧酸盐和水。羧酸是一种弱酸,但酸性比碳酸强,能够与碳酸盐或酸式碳酸盐反应,放出二氧化碳。

$$R—COOH+NaOH \longrightarrow R—COONa+H_2O$$

$$R—COOH+NaHCO_3 \longrightarrow R—COONa+CO_2+H_2O$$

$$2R—COOH+Na_2CO_3 \longrightarrow 2R—COONa+CO_2+H_2O$$

苯酚也有弱酸性,但苯酚的酸性比碳酸弱,不能与碳酸盐或碳酸氢盐溶液反应产生二氧化碳气体,所以利用这一性质来区别羧酸和苯酚。

链　接

药物的溶解性与钠盐、钾盐

羧酸的钠盐、钾盐一般易溶于水,制药工业中常利用此性质,将水溶性差的含羧基药物转变成易溶于水的羧酸盐,以便制备注射剂使用。例如含有羧基的(游离)青霉素 G 是一个有机酸,微溶于水,转变成钾盐或钠盐后水溶性增大,便于临床使用。

(二) 酯化反应

羧酸与醇作用生成酯和水的反应称为**酯化反应**。酯化反应是羧酸分子里羧基上的羟基与醇分子里羟基上的氢原子结合生成水,其余部分结合成酯。

$$CH_3-\overset{O}{\overset{\|}{C}}-[OH + H]-O-CH_2-CH_3 \underset{\triangle}{\overset{浓H_2SO_4}{\rightleftharpoons}} CH_3-\overset{O}{\overset{\|}{C}}-OCH_2CH_3 + H_2O$$

酯化反应是可逆的,在通常情况下,该可逆反应需要很长时间才能达到平衡。为缩短到达平衡的时间,常加入浓硫酸等催化剂并在加热的条件下进行。

即时练

酯类广泛存在于自然界并有水果香,如苹果里含有戊酸戊酯,菠萝里含有丁酸乙酯,香蕉里含有乙酸异戊酯等。日常生活中的饮料、糖果和糕点等常使用酯类香料。

写出以上"香气"的化学结构简式。

(三) 脱羧反应

羧酸分子中脱去羧基放出二氧化碳的反应,称为脱羧反应。羧酸分子中的羧基在特殊条件下可以发生脱羧反应。

乙酸钠与碱石灰(NaOH + CaO)共热,则可脱羧生成甲烷。

$$CH_3COONa+NaOH \underset{\triangle}{\overset{CaO}{\longrightarrow}} CH_4 \uparrow +Na_2CO_3$$

脱羧反应在人体代谢过程中具有重要的意义,这些反应是在脱羧酶的催化下进行的。

三、常见的羧酸

（一）甲酸

甲酸（H—COOH）俗称蚁酸，是无色液体，能与水以任意比例混溶。甲酸的结构比较特殊，它的羧基与氢原子直接相连，从结构上看，分子中既含羧基又含醛基：

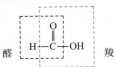

所以甲酸表现出与其官能团应有的一些特性：

1. 有较强的酸性　甲酸的酸性比其他饱和一元羧酸的酸性强。

2. 具有还原性　甲酸分子中含醛基，具有还原性。甲酸能发生银镜反应，能与斐林试剂反应，也能使高锰酸钾溶液褪色。利用这些反应，可以把甲酸与其他羧酸区别开来。

（二）乙酸

乙酸（CH₃COOH）俗称**醋酸**，有强烈刺激性酸味的无色液体，是食醋的主要成分。纯乙酸是无色带有刺激性气味的液体，熔点 16.5℃，沸点 118℃，能与水混溶。在室温低于熔点温度时，无水乙酸凝结成冰状固体，所以又叫**冰醋酸**。

 案例 5-8

乙酸具有抗细菌和真菌的作用，在医药上可用作消毒防腐剂。如 0.5%～2% 的乙酸溶液可用于洗涤烫伤，灼伤创面；30% 的乙酸溶液外捈可治疗甲癣、鸡眼等。按每立方米空间用 2ml 食醋熏蒸，可以预防流感。

问题： 乙酸有哪些医药上的应用？

（三）苯甲酸

苯甲酸（）是最简单的芳香酸，因最初从安息香树脂中制得，俗称安息香酸。苯甲酸为白色鳞片状或针状结晶，熔点 122℃，难溶于冷水，易溶于热水、乙醇和乙醚中。苯甲酸及其钠盐常用作防腐剂，苯甲酸可用做治疗癣病的外用药。

 案例 5-9

化学防腐剂——苯甲酸

苯甲酸是常用的消毒防腐剂，具有抗细菌作用；在酸性环境中，0.1% 苯甲酸即有抑菌作用。通常 pH 较低效果较好，如 pH 3.5 时，0.125% 苯甲酸在 1 小时内可杀灭葡萄球菌。在碱性环境下作用减弱。外用能抗浅部真菌感染。将 0.05%～0.1% 苯甲酸加入药品制剂或食品作防腐剂，可阻抑细菌和真菌生长。

问题： 1. 举出几个含化学防腐剂苯甲酸的食品。

　　　 2. 写出苯甲酸分子的结构简式。

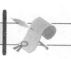

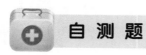 自 测 题

一、本节自我小结

项目	内容
羧酸的定义	羧酸是指分子中含有_____的化合物,羧酸的官能团是_____。羧酸的结构通式_____。
常见的羧酸	1. 甲酸:俗称_____结构简式_____。
	2. 乙酸:俗称_____结构简式_____无水乙酸又叫_____。
	3. 苯甲酸:俗称_____结构简式_____。

二、写出下列基团或化合物的结构简式

1. 羧基　　　　　2. 甲酸

3. 乙酸　　　　　4. 苯甲酸

三、选择题

1. 羧基与氢原子直接相连的化合物是(　　)

　　A. 甲醛　　　　　　　B. 甲醇

　　C. 甲酸　　　　　　　D. 甲醚

2. 下列化合物既有还原性,又有酸性的是(　　)

　　A. CH₃OH　　　　　　B. HCOOCH₃

　　C. HCOOH　　　　　　D. HCHO

3. 既能发生酯化反应,又能与 NaHCO₃反应的有机物是(　　)

　　A. 苯酚　　　　　　　B. 乙醇

　　C. 乙醛　　　　　　　D. 乙酸

4. 可将甲酸和乙酸鉴别开的试剂是(　　)

　　A. 石蕊试纸　　　　　B. 托伦试剂

　　C. 碳酸钠溶液　　　　D. 氢氧化钠溶液

5. 下列化合物哪一个酸性最强(　　)

　　A. 甲酸　　　　　　　B. 乙酸

　　C. 碳酸　　　　　　　D. 苯酚

6. 能与乙醇发生酯化反应的物质是(　　)

　　A. 乙酸　　　　　　　B. 乙醛

　　C. 丙酮　　　　　　　D. 乙烷

7. 下列化合物中既能溶于氢氧化钠溶液又能溶于碳酸氢钠溶液的是　(　　)

　　A. 苯甲酸　　　　　　B. 苯酚

　　C. 苯甲醇　　　　　　D. 苯甲醚

8. 不能使酸性高锰酸钾退色的是(　　)

　　A. 甲酸　　　　　　　B. 乙酸

　　C. 乙醇　　　　　　　D. 乙醛

四、完成下列反应

1. CH₃COOH+KOH ──→

2. CH₃CH₂COOH+NaHCO₃ ──→

3. CH₃CH₂COOH+CH₃CH₂OH $\underset{}{\overset{H_2SO_4}{\rightleftharpoons}}$

五、用化学方法鉴别下列各组有机物

1. 乙醇、乙酸

2. 甲酸、乙酸

6

第6章　营养和生命类有机化合物

油脂、糖、蛋白质、水、无机盐和维生素是维持人生命的六大营养素,其中油脂、糖、蛋白质又被称为三大能量营养素,除了为人体提供能量之外,还是机体构成成分、组织修复以及生理调节功能的化学物质。本章主要讨论油脂、糖、蛋白质的结构和化学性质。

第 1 节　油　　脂

油脂是油和脂肪的总称。广泛存在于动植物体中。在室温下植物油脂通常呈液态,叫作**油**,如花生油、芝麻油、豆油等植物油脂;动物油通常呈固态,叫作**脂肪**,如牛脂、羊脂等动物油脂。油脂是人类的主要食物之一,也是一种重要的工业原料。它们在化学成分上都是高级脂肪酸跟甘油所生成的酯,所以油脂属于酯类。

一、油脂的结构和组成

自然界中的油脂是多种物质的混合物,其主要成分是一分子的甘油与三分子高级脂肪酸形成的酯,称为**甘油三酯**。油脂的结构(通式)表示如下:

$$
\begin{array}{l}
CH_2-O-\overset{\displaystyle O}{\overset{\displaystyle \|}{C}}-R_1 \\
CH-O-\overset{\displaystyle O}{\overset{\displaystyle \|}{C}}-R_2 \\
CH_2-O-\overset{\displaystyle O}{\overset{\displaystyle \|}{C}}-R_3
\end{array}
$$

结构式里 R_1、R_2、R_3 代表脂肪酸的烃基。它们可以相同,也可以不同。如果 R_1、R_2、R_3 相同,这样的油脂称为**单甘油酯**;如果 R_1、R_2、R_3 不相同,就称为**混甘油酯**。天然油脂大都是混甘油酯。

即时练

1. 什么是酯化反应?
2. 写出甘油的结构式。

组成油脂的脂肪酸的种类较多,大多数是含偶数碳原子的直链高级脂肪酸,其中以含十六个和十八个碳原子的高级脂肪酸最为常见,有饱和的也有不饱和的。油脂中含有的常见高级脂肪酸有:

饱和脂肪酸:软脂酸(十六酸)$C_{15}H_{31}COOH$
　　　　　硬脂酸(十八酸)$C_{17}H_{35}COOH$
不饱和脂肪酸:油酸(9—十八碳单烯酸)$C_{17}H_{33}COOH$
　　　　　　亚油酸(9,12—十八碳二烯酸)$C_{17}H_{31}COOH$
　　　　　　亚麻酸(9,12,15—十八碳三烯酸)$C_{17}H_{29}COOH$
　　　　　　花生四烯酸(5,8,11,14—二十碳四烯酸)$C_{19}H_{31}COOH$

形成油脂的脂肪酸的饱和程度,对油脂的熔点有着重要影响。由饱和的硬脂酸或软脂酸生成的甘油酯熔点较高,呈固态,而含较多不饱和脂肪酸成分的甘油酯熔点较低,在常温下一般呈液态。由于各类油脂中所含的饱和烃基和不饱和烃基的相对量不同,因此,不同油脂具有不同的熔点。

多数脂肪酸在人体内都能合成,只有亚油酸、亚麻酸、花生四烯酸等在体内不能合成,但是它们又是维持正常生命活动必不可少的,因此必须由食物来供给,称为必需脂肪酸。

从海洋鱼类及甲壳类动物体内的油脂中,分离出二十碳五烯酸(EPA)和二十二碳六烯酸(DHA),具有降低血脂,抗动脉粥样硬化,抗血栓形成等作用,可防治心脑血管疾病,也是大脑神经所需要的营养物质,被誉为"脑黄金"。

二、油脂的化学性质

油脂是酯类,因此有酯的化学性质,如在碱性条件下发生水解反应;油脂中的不饱和脂肪酸包含双键等官能团,因此具有不饱和烃的化学性质,如加成反应等。

(一) 油脂的水解

油脂和酯一样,在酸、碱或酶的作用下可以发生水解反应,生成甘油和相应的高级脂肪酸。如果油脂在碱存在的条件下水解,那么水解生成的高级脂肪酸与碱反应,生成高级脂肪酸盐。这样的水解反应叫作**皂化反应**。例如,硬脂酸甘油酯发生皂化反应,生成硬脂酸钠和甘油。

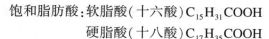

油脂　　　　　　　　　　　　　　甘油　　　　硬脂酸钠

硬酯酸钠是肥皂的有效成分,工业上利用这一原理来制肥皂。高级脂肪酸盐通常称为肥皂,所以油脂在碱性条件下的水解反应又称为**皂化反应**。由高级脂肪酸钠盐组成的肥皂,称为钠肥皂,又叫**硬肥皂**,就是生活中常用的普通肥皂。由高级脂肪酸钾盐组成的肥皂,称为钾肥皂,又叫**软肥皂**,由于软肥皂对人体皮肤、黏膜刺激性小,医药上常用作灌肠剂或乳化剂。

(二) 油脂的加成

含有不饱和脂肪酸成分的油脂,其分子中含有双键,所以能在一定条件下与氢气发生加成反应。例如，甘油三油酸酯通过加氢变成甘油三硬脂酸酯。化学反应方程式为：

$$
\begin{array}{c}
CH_2\text{—}O\text{—}C\text{—}C_{17}H_{33}\\
|\quad\quad O\\
CH\text{—}O\text{—}C\text{—}C_{17}H_{33}\\
|\quad\quad O\\
CH_2\text{—}O\text{—}C\text{—}C_{17}H_{33}
\end{array}
\ +\ 3H_2\ \xrightarrow{Ni}\
\begin{array}{c}
CH_2\text{—}O\text{—}C\text{—}C_{17}H_{35}\\
|\quad\quad O\\
CH\text{—}O\text{—}C\text{—}C_{17}H_{35}\\
|\quad\quad O\\
CH_2\text{—}O\text{—}C\text{—}C_{17}H_{35}
\end{array}
$$

甘油三油酸酯　　　　　　　　　甘油三硬脂酸酯

油脂中的不饱和脂肪酸通过加氢变成饱和脂肪酸，使液态的油变成半固态或固态的脂肪，这一过程称为**油脂的氢化**，又称**油脂的硬化**。通过加氢而得到的固态油脂，称为**硬化油**。硬化油不易被空气氧化变质，便于运输和保存，可用于工业制造肥皂的原料。

（三）油脂的酸败

油脂放置过久易被空气中氧气氧化，逐渐变质而产生难闻的气味，把这种变化称为**油脂的酸败**。酸败的原因是油脂在光、热、水、氧气、微生物等因素的作用下，发生了水解反应、氧化反应等，生成了有难闻气味的小分子醛、酮和羧酸等混合物。油脂酸败后产生对人体健康有害的物质因而不能食用。为防止油脂的酸败，应将油脂保存在密闭容器中而且要避光、低温存放。

三、油脂的医药应用

机体能量的重要来源：油脂是动物体内储存和供给能量的重要物质之一。人体所需总热量的 20% ～ 30% 由脂肪氧化来提供，尤其在饥饿或禁食时，脂肪就成为机体所需能量的主要来源。

保持体温、保护脏器：脂肪不易导热，分布于皮下的脂肪可以防止热量散失而保持体温。分布于脏器周围的脂肪可对撞击起到缓冲作用而保护内脏。

生物膜的组成部分：脂蛋白是构成生物膜的成分，对维持细胞正常功能起重要作用。

油脂能促进脂溶性维生素的吸收、代谢，并与多种激素的生成以及神经介质的传递等都有密切关系。

油脂还广泛应用于医药工业中，如麻油可用作膏药的基质原料，且麻油药性清凉，有消炎、镇痛等作用。蓖麻油一般用作泻剂。

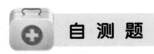 自 测 题

一、本节自我小结

项目	内容
概念	油脂是 _____ 和 _____ 的总称。
油脂的结构和组成	1. 油脂的结构包含 _____ 和 _____ 两部分，它是由 _____ 与三分子 _____ 脱水生成的 _____。 2. 常见必需脂肪酸有 _____、_____、_____。

续表

项目	内容
油脂的化学性质	1. 水解反应:油脂在_____下的水解反应又称为皂化反应。比如:硬脂酸甘油酯在NaOH溶液中生成_____和_____。 2. 加成反应:液态油通过____变成固态脂肪的过程。这是因为液态油中的脂肪酸是不饱和脂肪酸,键断裂,加入氢原子的反应。 3. 酸败:油脂在_____、_____、_____、_____、_____等因素的作用下,发生了_____、_____等反应,生成小分子的醛、酮等化合物,而变质的过程。

二、选择题

1. 下列叙述中错误的是( )
   - A. 油脂不属于酯类
   - B. 油脂兼有酯和烯烃的一些化学性质
   - C. 油脂的氢化又叫做油脂的硬化
   - D. 油脂属于混合物

2. 油脂的硬化属于( )
   - A. 酯化反应　　　　B. 加成反应

   - C. 水解反应　　　　D. 聚合反应

3. 下列物质中,不能使溴水褪色且有沉淀生成的是( )
   - A. 乙烯　　　　　　B. 油酸
   - C. 甘油　　　　　　D. 戊炔

4. 下列物质中属于油脂的是( )
   - A. 甘油　　　　　　B. 植物油
   - C. 石油　　　　　　D. 油酸

第2节 糖 类

　　人体需要的营养物质主要有蛋白质、脂类、糖类、无机盐、维生素及水,统称为六大营养素;其中糖类是广泛存在于自然界中的一类重要有机化合物,如植物的根、茎、叶、果实中都含有糖类,人体血液中的葡萄糖,哺乳动物乳汁中的乳糖,肝和肌肉中的糖原等,都属于糖类有机化合物。此外,许多糖类化合物还具有特殊的生理功能,如肝素具有抗凝血作用。

案例6-1

　　李阿姨感觉最近口渴多饮,吃得多,尿得多,身体越来越瘦,还总感觉浑身没劲。去医院后,医生给她做了一个空腹血糖检查,结果显示血糖浓度为15.8mmol/L。医生告诉李阿姨,她得了糖尿病,于是开了一些对症药物,并嘱咐李阿姨平时饮食要注意禁食糖制食品,少吃动物性油脂。李阿姨觉得很奇怪,自己平时很少吃糖,三餐基本以大米、面食为主,怎么还会得糖尿病呢?

问题:大米、面食的主要化学成分是什么?

　　糖类由 C、H、O 三种元素组成,大多数糖类化合物中氢、氧原子的个数比为 2∶1,恰如水的组成,可用通式 $C_n(H_2O)_m$ 表示,所以糖类最早被称为"碳水化合物"。随着科学的发展,人们发现有些糖类化合物中氢、氧原子个数之比不是 2∶1,如脱氧核糖 $C_5H_{10}O_4$;而有些化合物组成上虽然符合 $C_n(H_2O)_m$ 通式,但不属于糖类,如甲醛 HCHO。因此碳水化合物这个名称并不恰当,但因沿用已久,有些书中仍出现此名称。

　　从化学结构上看,糖类是多羟基醛、多羟基酮或它们的脱水缩合物。根据其能否水解以及水解产物的不同,糖类可以分为单糖、低聚糖和多糖(表6-1)。

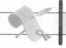

表 6-1　糖的分类

类别	水解情况	常见的糖
单糖	不能水解	葡萄糖、核糖、脱氧核糖
低聚糖	1 分子能水解成 2~10 个单糖分子	蔗糖、麦芽糖、乳糖
多糖	1 分子能水解成 10 个以上单糖分子	淀粉、纤维素、糖原

一、单　　糖

单糖是组成低聚糖和多糖的基本单元,一般为含 3~6 个碳原子的多羟基醛(称为醛糖)或多羟基酮(称为酮糖),按分子中所含碳原子数目可分为丙糖、丁糖、戊糖和己糖。单糖种类很多,与医学关系密切的单糖有葡萄糖、果糖、核糖、脱氧核糖等。

(一) 单糖的结构

1. 葡萄糖　葡萄糖分子式为 $C_6H_{12}O_6$,属己醛糖,其结构式为:

α−葡萄糖(37%)　　　　开链式葡萄糖(约 0.1%)　　　　β−葡萄糖(约占 63%)

溶液中的葡萄糖有三种,即:开链式葡萄糖、α−葡萄糖、β−葡萄糖,这三葡萄糖之间存在化学平衡,千其中开链式葡萄糖含量少于 0.1%,β−葡萄糖含量最高,约占 63%;α−葡萄糖少于β−葡萄糖,含量约 37%,所以临床上有时将葡萄糖注射液标为葡萄糖β−葡萄糖。

葡萄糖是人类重要的营养物质,可直接被人体所吸收,因此,体弱和血糖过低的患者可利用静脉注射葡萄糖溶液的方式迅速补充营养。葡萄糖注射液有解毒、利尿的作用,临床上用于治疗水肿、血糖过低、心肌炎等。在人体失血、失水时常用葡萄糖补充体液,增加体内能量。人体血液中的葡萄糖称为血糖,正常人血糖的含量为 3.9~6.1mmol/L;尿液中的葡萄糖称尿糖,糖尿病患者的尿糖含量随病情的轻重而不同。

2. 果糖　果糖的分子式为 $C_6H_{12}O_6$,是己酮糖,与葡萄糖互为同分异构体。

果糖广泛存在于植物果实、花蕊中,是蜂蜜的主要成分。果糖的甜度较高,是天然糖中最甜的糖。与葡萄糖相似,果糖具有直接供给能量的作用。

3. 核糖和脱氧核糖　核糖的分子式为 $C_5H_{10}O_5$,脱氧核糖的分子式为 $C_5H_{10}O_4$,它们都属于戊醛糖。在结构上核糖的 C_2 上有 1 个羟基,脱氧核糖的 C_2 上则没有羟基,只有氢原子。即脱氧核糖可以看作是核糖脱去了 C_2 上羟基的氧原子。

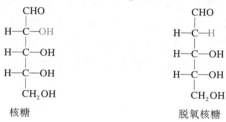

核糖　　　　　　　　　脱氧核糖

哈沃斯式表示如下：

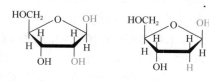

β-呋喃核糖　　　β-呋喃脱氧核糖

核糖是核糖核酸(RNA)的重要组成部分,脱氧核糖是脱氧核糖核酸(DNA)的重要组成部分。RNA 参与蛋白质和酶的生物合成过程,DNA 是传送遗传密码的要素,它们是人类生命活动中非常重要的物质。

(二) 单糖的性质

单糖一般都为无色结晶,有吸湿性,易溶于水,难溶于酒精等有机溶剂。单糖有甜味,不同的单糖甜度不同。

凡是能被托伦试剂或班氏试剂等弱氧化剂氧化的糖,称为**还原性糖**,否则为**非还原性糖**。因此,与托伦试剂或班氏试剂发生的反应,是还原性糖的特征反应。单糖不论是醛糖,还是酮糖,在碱性条件下,都可以被这些弱氧化剂氧化,因此,所有的单糖都是还原性糖。

1. 与托伦试剂反应　托伦试剂的主要成分是银氨配离子($[Ag(NH_3)_2]^+$),有弱氧化性,当与葡萄糖共热时,它能被还原成单质银,附着在试管内壁上形成光亮的银镜,这个反应有被称为**银镜反应**。葡萄糖则被氧化成葡萄糖酸。

所有的还原性糖都能发生银镜反应,故此反应可用于鉴别还原性糖。

2. 与班氏试剂的反应　班氏试剂是硫酸铜、碳酸钠和柠檬酸钠配制而成的碱性溶液,其主要成分是铜离子和柠檬酸根离子形成的配合物,能被单糖还原成砖红色的氧化亚铜 Cu_2O)沉淀,葡萄糖被氧化为葡萄糖酸。

二、双糖与多糖

(一) 常见双糖的组成

能水解生成 2 分子单糖的糖称为双糖(也称二糖)。双糖是低聚糖中最重要的糖,由 2 个单糖分子脱水缩合而成。常见的双糖有蔗糖、麦芽糖和乳糖,分子式均为 $C_{12}H_{22}O_{11}$,互为同分异构体。

1. 蔗糖　蔗糖广泛存在于植物中,甘蔗(含蔗糖 11% ～ 17%)和甜菜(含蔗糖 14% ～ 26%)中的含量较多。纯净的蔗糖是无色或白色晶体,易溶于水,难溶于乙醇,其甜味仅次于果糖,日常食用的白糖、红糖、冰糖都是蔗糖,是重要的甜味食物,在医药上用作矫味剂,制成糖浆应用。

从结构上看,蔗糖是由 1 分子葡萄糖与 1 分子果糖脱水形成的,无还原性,属非还原性糖,不能与托伦试剂、班氏试剂等弱氧化剂发生氧化反应。蔗糖在在硫酸的催化下,可以水解生成 1 分子葡萄糖和 1 分子果糖。

$$蔗糖 + H_2O \xrightarrow{H^+或酶} 葡萄糖 + 果糖$$

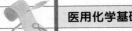

蔗糖由于具有极大的吸湿性和溶解性,因此能形成高度浓缩的高渗透压溶液,能抑制细菌生长,所以蔗糖也可用作食品和药品的防腐剂和抗氧剂。

2. 麦芽糖 麦芽糖在自然界以游离态存在的很少,主要存在于发芽的麦芽中,故而得名。麦芽糖是淀粉在消化过程中的一个中间产物。纯净的麦芽糖为白色晶体,易溶于水,有甜味,甜度仅为蔗糖的三分之一,是饴糖的主要成分,可用作糖果以及细菌的培养基。

麦芽糖是由 2 分子葡萄糖脱水形成的,麦芽糖,**具有还原性**,属还原性双糖,它能与托伦试剂、班氏试剂等弱氧化剂发生氧化反应。麦芽糖在酸或酶的作用下,水解生成 2 分子葡萄糖。

$$\text{麦芽糖} + H_2O \xrightarrow{H^+ \text{或酶}} 2 \text{葡萄糖}$$

3. 乳糖 乳糖因存在于哺乳动物的乳汁中而得名,牛乳中含 $40\sim50g/L$,人乳中含 $60\sim70\ g/L$。乳糖是奶酪工业的副产品。纯净的乳糖为白色粉末,仅有少许甜味,在水中的溶解度较小,吸湿性小,医药上常用作散剂、片剂的填充剂,如糖衣片等。

乳糖分子**具有还原性**,能与托伦试剂、班氏试剂作用。在酸或酶的作用下,能水解生成 1 分子半乳糖和 1 分子葡萄糖。

$$\text{乳糖} + H_2O \xrightarrow{H^+ \text{或酶}} \text{半乳糖} + \text{葡萄糖}$$

乳糖是婴幼儿所需要的重要营养物质,但只有水解成单糖后才能通过小肠壁进入血液。乳糖还可以促进膳食钙等物质的吸收。有些人体内缺乏分解乳糖的乳酸酶或乳糖酶活力低下,乳糖不能被水解,而是直接进入大肠并被大肠杆菌代谢,因而喝了牛奶就会发生腹泻。

(二) 常见多糖的组成

多糖是由许多单糖分子脱水缩合而成的天然高分子化合物,可用通式 $(C_6H_{10}O_5)_n$ 表示,它们不是纯净物,而是混合物。多糖一般为无定形粉末,没有甜味,大多不溶于水,有些溶于水形成胶体溶液。多糖广泛存在于动植物体内,与人类密切相关的有淀粉、糖原和纤维素等。

根据组成多糖的单元是否相同,可将多糖分为匀多糖和杂多糖。匀多糖由相同的单糖脱水缩合而成,如淀粉、糖原、纤维素等;杂多糖由不同的单糖脱水缩合而成,如硫酸软骨素、肝素、α-球蛋白等。

多糖无还原性,属于非还原性糖,不能与班氏试剂、托伦试剂等弱氧化剂发生氧化反应。在酸或酶的催化下,多糖能够水解,水解的最终产物是葡萄糖。

1. 淀粉 淀粉是绿色植物进行光合作用的主要产物,是植物储存营养物质的一种形式,广泛存在于植物的种子和块茎中,如大米中的含量约为 80%,小麦中约含有 70%,是人类最主要的食物,也是生产葡萄糖等药物以及酿制食醋和酒的原料,在药物制剂中可作赋形剂。

天然淀粉是无色无味的白色粉状物,由直链淀粉和支链淀粉组成(图 6-1 和图 6-2)。直链淀粉比支链淀粉容易消化。在玉米淀粉中,直链淀粉占 27%,支链淀粉约占 73%;而在糯米中,几乎都是支链淀粉。直链淀粉又称可溶性淀粉,在热水中有一定的溶解度,不成糊状;支链淀粉又称胶体淀粉,在热水中膨胀而成糊状。直链淀粉遇碘显深蓝色,支链淀粉与碘作用显蓝紫色,用于淀粉的鉴别。

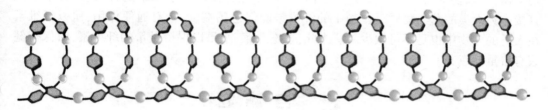

图 6-1　直链淀粉结构

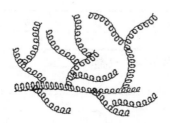

图 6-2　支链淀粉结构

淀粉是由许多 α-葡萄糖分子间脱水缩合而成的多糖,在酸或酶的作用下,通过一系列水解,最后得到 α-葡萄糖。人们在咀嚼米饭或馒头时,唾液中的淀粉酶催化淀粉水解生成一部分葡萄糖;淀粉在小肠里,在胰脏分泌出的淀粉酶的作用下,继续进行水解,生成的葡萄糖经过肠壁的吸收,进入血液,供人体组织的营养需要。

$$(C_6H_{10}O_5)n \xrightarrow{\text{水}} (C_6H_{10}O_5)m \xrightarrow{\text{水}} C_{12}H_{22}O_{11} \xrightarrow{\text{水}} C_6H_{12}O_6$$

淀粉　　　　　糊精　　　　　麦芽糖　　　葡萄糖

2. 糖原　糖原是人和动物体内储存葡萄糖的一种形式,又称为肝糖或动物淀粉。存在于肝脏中的糖原称肝糖原,存在于肌肉中的糖原称肌糖原。

糖原是无定形粉末,不溶于冷水,溶于热水后成透明胶体溶液。糖原与碘作用显红棕色。糖原的组成单元是 α-葡萄糖,结构与支链淀粉相似,但支链更多、更稠密、相对分子质量更大,各支链点之间的间隔大约是 5 个或 6 个葡萄糖单元。糖原水解的最终产物是 α-葡萄糖。

糖原在人体代谢过程中主要起调节血糖浓度和供给机体能量的作用。肌糖原是肌肉收缩和运动所需的主要能源。当血糖浓度增高时,肝脏会在胰岛素的作用下将多余的葡萄糖聚合成糖原储存于肝脏和肌肉中;当血糖浓度降低时,在高血糖素的作用下,肝糖原和肌糖原会分解成葡萄糖进入血液,以维持血糖浓度正常。

3. 纤维素　纤维素是自然界分布最广的多糖,其组成单元是 β-葡萄糖,它的分子中大约含有几千个单糖单元,相对分子质量约为几十万至百万,因此它也是天然有机高分子化合物。纤维素是构成植物细胞壁的基础物质。木材中含纤维素 50%～70%,棉花是含纤维素最多的物质,含量高达 98%。

纯净的纤维素是白色、无臭、无味的固体,不溶于水和一般的有机溶剂,较难水解,在高温下和无机酸共热,方能水解成葡萄糖。纤维素性质稳定,在一定条件下,某些酸、碱和盐的水溶液可以使纤维素发生无限溶胀或溶解。

马、牛、羊等食草动物依靠消化道内微生物所分泌的纤维素水解酶,把纤维素水解成葡萄糖,所以食草动物以草为食。人体的胃肠不能分泌纤维素水解酶,因此纤维素不能直接作为人类的营养物质。食物中的纤维素能促进肠蠕动,具有通便作用,所以纤维素在人类的食物中也是不可缺少的。为此,多吃蔬菜、水果以保持足量的纤维素,对保持健康有着重要意义。

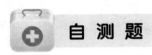 自 测 题

一、本节自我小结

项目	内容
糖类	糖类是 _____。 按照能否水解及水解的产物,糖分为 _____、_____ 和 _____。
化学性质	葡萄糖的特征反应: _____ 葡萄糖与托伦试剂反应,生成 _____,现象是 _____。 葡萄糖与班氏试剂反应,生成 _____,现象是 _____。 淀粉的特征反应:淀粉与碘反应显 _____色。
淀粉的组成 纤维素组成 重要名词	组成淀粉的基本单元是: _____,淀粉与碘反应显 _____色。 组成纤维素的基本单元是: _____。 醛糖 _____;酮糖 _____ 还原性糖: _____
重要应用	_____称为血糖,正常人血糖浓度为 _____。 还原性糖与非还原性糖的鉴别: _____。

二、选择题

1. 下列各糖能发生水解,且属于还原性糖的是
   (　　)
   A. 葡萄糖　　　　B. 麦芽糖
   C. 蔗糖　　　　　D. 淀粉

2. 下列对于糖类的叙述中,正确的是:(　　)
   A. 都符合 $C_n(H_2O)_m$ 的通式
   B. 都有甜味
   C. 都含有 C、H、O 三种元素
   D. 都可以水解

3. 血糖通常是指血液中的(　　)
   A. 果糖　　　　　B. 葡萄糖
   C. 蔗糖　　　　　D. 核糖

4. 下列糖中,人体不能消化吸收的是(　　)
   A. 糖原　　　　　B. 麦芽糖
   C. 纤维素　　　　D. 淀粉

5. 下列物质中不属于糖类的是(　　)

   A. 淀粉　　　　　B. 纤维素
   C. 脂肪　　　　　D. 糖原

6. 临床上用于检验糖尿病患者尿液中葡萄糖的试剂是(　　)
   A. 托伦试剂　　　B. 希夫试剂
   C. 班氏试剂　　　D. Cu_2O

三、填空题

1. 构成淀粉的结构单元是 _____,淀粉可用通式 _____ 表示。

2. 天然淀粉由 _____ 和 _____ 组成,淀粉遇碘显 _____ 色。

3. 糖原主要存在于肝脏和肌肉中,分别称为 _____ 和 _____。

四、分别用物理方法和化学方法鉴别下列有机物

1. 葡萄糖、蔗糖

2. 葡萄糖、淀粉

第3节 蛋 白 质

蛋白质是生命的物质基础,人体所有细胞及组织主要由蛋白质组成,蛋白质约占人体质量的18%,每一种蛋白质都有特定的生理功能。氨基酸是组成蛋白质的基本单位。

案例6-2

1965年9月,中国科学家人工合成了结构、生物活性、物理化学性质、结晶形状都和天然的牛胰岛素完全一样的结晶牛胰岛素,它是第一个在实验室中用人工方法合成的蛋白质。不同动物的胰岛素组成均有所差异,人类与有些动物的胰岛素结构相似,只有B链羧基端的一个氨基酸不同。胰岛素是唯一降低人类血糖的激素,由A、B两个肽链,共16种51个氨基酸组成。

问题: 1. 什么是氨基酸?氨基酸的结构是怎样的?

2. 胰岛素通过何种化学键形成的?

一、氨 基 酸

氨基酸是构成蛋白质的基本单位,是构成动物营养所需蛋白质的基本物质。

(一) 氨基酸的结构

氨基酸是由C、H、O、N等元素组成,羧基(—COOH)和氨基(—NH_2)是氨基酸的官能团。氨基连在α-碳上的为α-氨基酸,天然氨基酸及组成人体蛋白质的氨基酸都是α-氨基酸。α-氨基酸的结构通式如下:

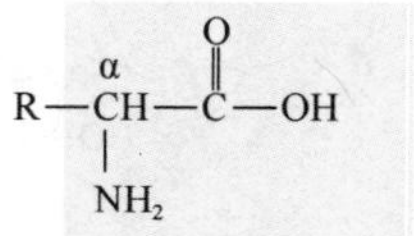

$$R-\overset{\alpha}{\underset{NH_2}{CH}}-\overset{O}{\overset{\|}{C}}-OH$$

氨基酸结构通式

可见,氨基酸是具有复合官能团的化合物,所有氨基酸的官能团及其位置都相同,不同的氨基酸的不同处在于基团R-。

(二) 常见的氨基酸

已经发现的天然氨基酸有300多种,其中人体所需的氨基酸约有22种。表6-2是一些重要的α-氨基酸。

表6-2 常见的氨基酸

名称	结构式
甘氨酸	$CH_2—COOH$ 下连 NH_2
丙氨酸	$CH_3—CH—COOH$ 下连 NH_2

续表

名称	结构式
*缬氨酸	$\underset{\underset{CH_3}{\vert}}{CH_3}CH-\underset{\underset{NH_2}{\vert}}{CH}-COOH$
*亮氨酸	$\underset{\underset{CH_3}{\vert}}{CH_3}CHCH_2-CH_2-\underset{\underset{NH_2}{\vert}}{CH}-COOH$
*异亮氨酸	$CH_3CH_2\underset{\underset{CH_3}{\vert}}{CH}\underset{\underset{NH_2}{\vert}}{CH}-COOH$
*苏氨酸	$CH_3\underset{\underset{OH}{\vert}}{CH}-\underset{\underset{NH_2}{\vert}}{CH}-COOH$
*蛋氨酸	$CH_3-S-CH_2CH_2\underset{\underset{NH_2}{\vert}}{CH}COOH$
(甲硫氨酸) 半胱氨酸	$\underset{\underset{SH}{\vert}}{CH_2}-\underset{\underset{NH_2}{\vert}}{CH}-COOH$
谷氨酸	$HOOC-CH_2-CH_2\underset{\underset{NH_2}{\vert}}{CH}-COOH$
*赖氨酸	$\underset{\underset{NH_2}{\vert}}{CH_2}-(CH_2)_3-\underset{\underset{NH_2}{\vert}}{CH}-COOH$
精氨酸	$NH_2-\underset{\underset{NH}{\Vert}}{C}-NH-(CH_2)_3-\underset{\underset{NH_2}{\vert}}{CH}-COOH$
*苯丙氨酸	苯环$-\underset{\underset{NH_2}{\vert}}{CH_2CHCOOH}$
酪氨酸	$HO-$苯环$-\underset{\underset{NH_2}{\vert}}{CH_2CHCOOH}$
脯氨酸	吡咯烷$-COOH$
*色氨酸	吲哚$-\underset{\underset{NH_2}{\vert}}{CH_2\cdot CH\cdot COOH}$

表中带有"＊"号的为必需氨基酸;必需氨基酸是指人体不能合成或合成速度远不适应机体的需要,必须由食物蛋白供给,这些氨基酸称为必需氨基酸。

最简单的氨基酸是甘氨酸。味精的主要成分是谷氨酸钠。

(三) 氨基酸的性质

氨基酸都是无色晶体,熔点较高,一般在 200℃ 以上,加热到熔点时,易分解并放出 CO_2。氨基酸都溶于强酸或强碱溶液中,除少数外,一般均能溶于水,而难溶于酒精及乙醚。有的氨基酸具有甜味,也有无味甚至苦味的,谷氨酸的钠盐是调味品"味精"的主要成分,具有鲜味。

氨基酸分子的官能团是氨基和羧基,是具有复合官能团的化合物,其化学性质主要由两个官能团决定。

1. 酸碱性 氨基酸因含有羧基具有酸性,又含有氨基具有碱性,因此能与酸和碱作用生成盐。例如：

$$CH_2-COOH + HCl \longrightarrow CH_2-COOH$$
$$\quad | \qquad\qquad\qquad\qquad | $$
$$\quad NH_2 \qquad\qquad\qquad NH_3{}^+ Cl^-$$

$$CH_2-COOH + NaOH \longrightarrow CH_2-COONa$$
$$\quad | \qquad\qquad\qquad\qquad\quad | $$
$$\quad NH_2 \qquad\qquad\qquad\qquad NH_2$$

2. 成肽反应　两个 α-氨基酸分子在适当条件下加热时，一分子氨基酸的羧基与另一分子氨基酸的氨基之间，可以脱去一分子水而缩合生成二肽。

$$H_2N-\underset{\underset{R_1}{|}}{\overset{\overset{H}{|}\;\overset{O}{\|}}{C}}-OH + H-\underset{\underset{R_2}{|}}{\overset{\overset{H}{|}\;\overset{O}{\|}}{NH-C}}-OH \xrightarrow{\text{酶或}H^+} H_2N-\underset{\underset{R_1}{|}}{\overset{\overset{}{}\;\overset{O}{\|}}{C}}-\underset{\underset{R_2}{|}}{\overset{\overset{H}{|}\;\overset{O}{\|}}{NH-C}}-OH + H_2O$$

（肽键）

二肽分子中具有酰胺键（ $-\overset{\overset{O}{\|}}{C}-\overset{\overset{H}{|}}{N}-$ ）结构，称为**肽键**。在二肽分子中仍含有未结合的羧基和氨基，因此，二肽还可以再和其他氨基酸分子脱水以肽键结合生成三肽，以此类推可以生成四肽、五肽……不同的氨基酸分子通过多个肽键连接起来，形成多肽。例如：

$$H_2N-\underset{\underset{R_1}{|}}{CH}-\overset{\overset{O}{\|}}{C}-NH-\underset{\underset{R_2}{|}}{CH}-\overset{\overset{O}{\|}}{C}-NH-\underset{\underset{R_3}{|}}{CH}-\overset{\overset{O}{\|}}{C}-\cdots\cdots-NH-\underset{\underset{R_4}{|}}{CH}-\overset{\overset{O}{\|}}{C}-$$

N端　　　　　　　　　　　　　　　　　　　　　　　　　C端

可见，肽是由两个或两个以上氨基酸分子脱水后以肽键相连的化合物。肽键中每个氨基酸单位通常叫做氨基酸残基。肽链的一端具有未结合的氨基，叫作 N 端，通常写在左边；肽链的另一端有未结合的羧基，叫作 C 端，通常写在右边。由多种氨基酸按不同的顺序以肽键相互结合，可以形成各种多肽链。

自然界中还有一些具有生物活性的肽类，有的是抗生素，有的是激素。如前面提到的胰岛素，可升高血压的加压素，有吗啡活性的脑啡肽。

二、蛋　白　质

蛋白质是具有结构复杂性与功能多样性的生物高分子化合物。蛋白质是氨基酸以脱水缩合的方式组成的多肽链经过盘曲折叠形成的具有一定空间结构的物质。没有蛋白质，就没有生命。

案例6-3

豆浆、豆腐是由黄豆加工而成的豆制食品。由于其营养丰富、物美价廉，深受人们喜爱，大豆中的蛋白质含量很高，占 35%～40%。不同的食用方法对蛋白质的吸收差异很大，其中将黄豆做成豆腐或豆浆食用，其消化率可达 90% 以上。豆浆不仅营养丰富，而且还有清肺化痰、降血压、降血脂的药用价值。研究表明，糖尿病病人每天饮一杯淡豆浆，可以控制血糖升高。

问题： 1. 什么是蛋白质？

　　　2. 大豆制作成豆浆、豆腐等过程是利用了蛋白质的那些性质？

（一）蛋白质的组成元素

蛋白质虽然种类繁多，结构复杂，但其组成元素并不多，组成蛋白质的主要元素有

C、H、O、N 四种元素,大多数蛋白质含有硫元素,有些蛋白质还含有 P、Fe、Mn、Zn、Ca、Cu、Mg 等元素。蛋白质的主要组成元素及含量见表 6-3。

表 6-3 蛋白质的主要组成元素及含量

蛋白质中存在的元素	近似含量(%)
C	50
H	7
O	23
N	16
多数含 S	0~3
一些含 P	0~3
少数含 Fe、Mn、Zn、Ca、Cu、Mg	微量

生物体中的氮元素几乎都存在于蛋白质中,且含氮量平均约为 16%,即 1g 氮相当于 6.25g 蛋白质,这个 6.25 称为**蛋白质系数**,化学分析时,只要测量样品中的含氮量,就可以计算出蛋白质的含量。

(二) 蛋白质结构

多肽和蛋白质之间没有严格的区别,一般是将分子量 10 000 以上的多肽称为蛋白质。蛋白质多肽链中的氨基酸序列与其空间结构的关系比较复杂,通常根据其复杂程度从四个层次上认识:一级结构、二级结构、三级结构、四级结构(图 6-3)。

1. 一级结构　蛋白质的一级结构是蛋白质的基本结构,也就是蛋白质多肽链中的氨基酸组成及其排列顺序,与蛋白质的功能有密切的关系。

2. 二级结构　蛋白质分子的肽链并非直链,而是按一定规律卷曲盘旋或折叠,形成特定的空间结构,蛋白质分子的螺旋结构叫作蛋白质的二级结构。

3. 三级结构和四级结构　在二级结构的基础上,肽链按照一定的空间结构进一步折叠、扭曲,形成更复杂的三级结构。四级结构是 2 个及以上的三级结构的缔合体。

蛋白质的空间结构,决定蛋白质特有的生物学活性。

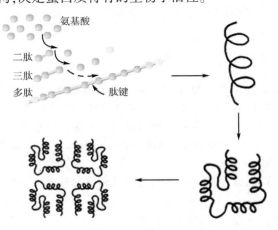

图 6-3　蛋白质分子的结构

（三）蛋白质的化学性质

蛋白质的多肽链是由氨基酸组成的,在多肽链的两端含有羧基和氨基,因此,蛋白质具有与氨基酸相似的化学性质,是两性物质,既能与酸反应,又能与碱反应。此外,蛋白质还有如盐析、水解、变性等特性。

1. 蛋白质的盐析　蛋白质属于高分子化合物,具有胶体溶液的特性,相对稳定;如果向蛋白质溶液中加入浓的电解质溶液,可使蛋白质从溶液中析出,这种作用叫作**盐析**。盐析的原因是电解质降低了蛋白质的稳定性,使蛋白质沉淀析出。

盐析出的蛋白质,加水可重新形成稳定的溶液,因此盐析是一个可逆的过程,利用它来分离、提纯蛋白质。

2. 蛋白质的变性　蛋白质在某些物理因素(加热、高压、超声波、紫外线、X 射线等)和化学因素(强酸、强碱、重金属盐、酒精、苯酚等)影响下,空间结构发生改变,使其理化性质和生物活性随之改变的作用,称为**蛋白质的变性**。例如煮熟的鸡蛋,蛋白质受热凝固发生变性;酶经变性后不再具有催化活性;蛋白质变性是不可逆过程。蛋白质变性的原理常用于临床,如利用紫外线和酒精对蛋白质的变性作用而消毒杀菌等。重金属盐对蛋白质有变性作用,因此对人体有害。

3. 蛋白质的水解　蛋白质在酸、碱溶液中加热或催化条件下,肽键破裂,水解为相对分子质量较小的肽类化合物,最终水解得到各种 α-氨基酸。

蛋白质 → 初解蛋白质 → 消化蛋白质 → 多肽 → 二肽 → α-氨基酸

食物中的蛋白质在体内酶的催化作用下,水解成各种氨基酸,才能被人体吸收,在体内重新合成人体所需的蛋白质。

4. 蛋白质的特征反应　含有苯环结构的蛋白质遇浓硝酸立即变成黄色,再加氨水后又变成橙色的反应称为**黄蛋白反应**。常用于鉴别部分蛋白质。

三、氨基酸、蛋白质的生理意义

氨基酸在医药上制备复方氨基酸,用于治疗药物和合成多肽药物。

在所有的生命活动中,蛋白质都起着关键的作用。蛋白质结构的复杂性决定了其功能的多样性,简单列举如下:

1. 酶的催化作用　生物体内的化学反应都由酶催化进行,而所有的酶几乎都是蛋白质。

2. 运载和储存　载体蛋白对维持人体的正常生命活动起着至关重要的作,可以在体内运载各种物质,比如血浆白蛋白是胆红素的运载载体。

3. 免疫保护　蛋白质及多肽是机体免疫系统的绝对主力,其中抗体是高度专一的蛋白质,能够识别病毒、细菌及其他。

4. 激素的调节　调节体内各器官的生理活性,如胰岛素就是蛋白质激素的一种。

5. 机械支持　皮肤、骨骼的高抗张强度主要依靠其所含的胶原纤维蛋白。

6. 能源物质和结构物质　提供生命活动的能量。人体细胞的更新需要蛋白质的支持。

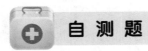

一、本节自我小结

项目	内容
氨基酸的结构	氨基酸的官能团：_____和_____。
	结构通式是：_____。
氨基酸的分类	酸性氨基酸：_____ 主要有：_____。
	碱性氨基酸：_____ 主要有：_____。
	中性氨基酸：_____ 主要有：_____。
	根据分子中烃基的不同,把氨基酸分为_____氨基酸、_____氨基酸、_____氨基酸。
氨基酸化学性质	成肽反应：_____。
	肽键结构式：_____。
蛋白质的组成	主要元素是_____;蛋白质系数：_____。
蛋白质的结构	一级结构：_____。
	二级结构：_____。
蛋白质的理化性质	1. 变性：_____。
	2. 盐析：_____。
	3. 水解：_____。
	4. 黄蛋白反应：_____。

二、选择题

1. 组成蛋白质的氨基酸中,人体必需氨基酸有（　　）
   A. 6 种　　　　　　B. 7 种
   C. 8 种　　　　　　D. 9 种

2. 维持蛋白质一级结构的主要化学键是（　　）
   A. 肽键　　　　　　B. 氢键
   C. 酯键　　　　　　D. 二硫键

3. 欲使蛋白质沉淀且不变性,宜选用（　　）
   A. 有机溶剂　　　　B. 重金属盐
   C. 浓硫酸　　　　　D. 硫酸铵

4. 重金属盐中毒急救措施是给病人服用大量的（　　）
   A. 牛奶　　　　　　B. 生理盐水
   C. 消毒酒精　　　　D. 醋酸

5. 临床上检验患者尿中的蛋白质是利用蛋白质受热凝固的性质,这属于蛋白质的（　　）
   A. 显色反应　　　　B. 水解反应
   C. 盐析作用　　　　D. 变性作用

6. 属于味精主要成分的是（　　）
   A. 丙氨酸　　　　　B. 苯丙氨酸
   C. 酪氨酸　　　　　D. 谷氨酸

三、填空题

1. 组成蛋白质的基本结构单位是_____,其分子中既含有酸性的_____基,又含有碱性的_____基,属于_____化合物。

2. 蛋白质的一级结构为蛋白质分子中的α-氨基酸的_____。

四、用化学方法区别下列有机物

1. 蛋白质和葡萄糖

2. 淀粉与纤维素

3. 蔗糖与乳糖

化学实验模块

化学实验基本常识模块

化学是一门以实验为基础的自然科学,因此化学实验是化学学习的一个重要组成部分。通过实验,学生可以亲眼目睹大量生动、有趣的化学现象;可以亲身参与趣味横生的实验操作,从而达到验证和加深对所学知识的理解、提高动手操作能力,培养观察问题、分析问题的能力,严谨求实、一丝不苟的科学素养。因此,我们必须重视化学实验教学,努力提高实验教学质量。

一、走进化学实验室

学习和研究化学,实验必不可少。安全,是顺利进行实验,避免伤害事故的有力保障,必须牢固树立"安全第一"的思想。为此,走进实验室,首先应注意以下问题:

1. 遵守实验室规则。当你走进实验时,首先要认真阅读并牢记实验室的安全规则。

2. 了解安全措施。了解危险化学品在存放和使用时的注意事项、着火和烫伤的处理、化学灼伤的处理、中毒、意外事故的紧急处理方法,以及灭火器材、煤气、电闸等的位置和使用方法、报警电话等。

3. 掌握正确的处理方法,包括仪器和药品的使用、加热、气体收集,嗅闻气体等操作技术。

4. 重视并逐步熟悉污染物和废弃物的处理方法,包括有害气体、废液、固体废弃物的处理。

5. 认识常用危险化学品的分类标志(实验图 1)。

实验图 1　常用危险化学品的分类标志

二、化学实验室规则

(一) 实验规则

1. 上实验课前,认真预习实验教材并复习课文的有关内容,明确实验目的与要求,弄清实验步骤、操作方法、有关原理和注意事项,做到心中有数。

2. 实验开始前,要检查实验用品是否齐全,如有缺少,应报告实验教师并及时补齐。

3. 实验过程中,要按照教材所规定的步骤、试剂的规格和用量开展实验。若有新见解和建议,需要改变实验步骤和试剂用量时,须征得教师同意方可改变。

4. 保持实验室安静,自觉遵守纪律。做实验时要精神集中,操作认真,仔细观察,积极思考,对于实验内容、观察到的现象和得出的结论都要如实做好记录。

5. 要爱护公物和仪器设备,注意节约试剂和水电。实验室的一切物品不得携带出室外。公用仪器和试剂不得随意挪动位置,仪器轻拿轻放,如有损坏,应报告实验教师,办理登记换领手续。

6. 要保持实验台面和地面整洁。做完实验后,应清洗仪器并放回原处,整理好药品和实验台。妥善处理污物、垃圾,检查水、电、门窗是否关好。

7. 做完实验后,根据教材和教师要求,认真写出实验报告。

(二) 试剂使用规则

1. 按实验规定用量取用试剂,不随意增减。

2. 取试剂时应看清瓶签上的名称与浓度,以免出错。试剂不得与手接触,未用完的试剂,不能放回原试剂瓶内。

3. 绝不允许任意混合、添加试剂。共用试剂,未经允许不得挪动原位置。

4. 取固体试剂应使用干净药匙。用过的药匙须擦干净后才可再次使用。试剂用后应立即盖好瓶盖,以免盖错。

5. 取用液体试剂应使用滴管或吸管。滴管应保持垂直,不可倒立,防止试剂接触橡皮帽而污染试剂,用完后立即插回原瓶。滴管不得触及所用容器内壁。同一吸管在未洗净时,不得在不同的试剂瓶中吸取试液。

6. 要求回收的试剂,应放入指定的回收容器中。

(三) 实验室安全规则

1. 易燃、易爆试剂要远离火源及高温物体,以免引起灾害。

2. 稀释浓硫酸时,应将浓硫酸慢慢注入水中,并不断搅拌,切勿把水注入浓硫酸中。

3. 加热试管时,不要将试管口对着自己或他人;加热或倾倒液体时,切勿俯视容器,以免被溅出的液体造成伤害。

4. 需要闻气体的气味时,可用手扇闻,不得直接对着容器口闻,不得口尝试剂的味道。

5. 凡做有毒气体或有恶臭物质的实验时,均应在通风橱内进行。

6. 不允许任意混合各种化学试剂。

7. 如果因酒精、汽油、苯等引起着火时,切勿用水灭火,应立即用沙土或湿布覆盖。

8. 若遇电器设备着火,应立即切断电源,用二氧化碳灭火器或四氯化碳灭火器灭火,不可用水或泡沫灭火器。

9. 如果强酸液沾到皮肤上,应立即擦去酸滴,然后用水冲洗,再用 20g/L 碳酸氢钠溶液清洗;如果强碱沾到皮肤上,立即用水冲洗,并用 20g/L 乙酸溶液清洗。

10. 不得将化学实验室的药品带出实验室,也不得将食品、餐具等带入实验室,以免发生事故。

11. 每次实验完毕都应洗净双手。离开实验室前,要关好实验室的水、电、门、窗、气等。

（四）灭火常识

实验室常用的灭火物品有：水、沙子、二氧化碳灭火器、四氯化碳灭火器、泡沫灭火器和干粉灭火器等，应根据起火的原因选择使用。

以下几种情况不能用水灭火：

1. 金属钠、钾、镁、铝、电石、过氧化钠等着火，应用沙灭火。
2. 比水轻、易燃的液体，如汽油、苯、丙酮等着火，要选择泡沫灭火器来灭火。
3. 电气设备或带电系统着火，先切断电源，后用二氧化碳灭火器或四氯化碳灭火器灭火。

三、常用化学仪器的使用及注意事项

名称	用途与注意事项
 试管	主要用途：少量物质的反应器；收集少量气体；少量物质的溶解；可用做简易气体发生器；做洗气瓶 使用方法和注意事项：盛放液体不超过试管容积的 1/2；如加热不超过 1/3；加热前应将试管外擦干；加热后应放回试管架上；使用试管夹加热
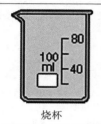 烧杯	主要用途：配制、浓缩、稀释溶液或较多试剂的反应容器；试管水浴加热；盛装液体；加热液体；盛放腐蚀性药品；称量 使用方法和注意事项：加热应放在石棉网上，且外部擦干；溶解固体时要轻轻搅拌，玻璃棒不碰器壁；反应液体不超过容量的 2/3；加热时液体不超过 1/3；从烧杯中倾倒液体时，应从杯嘴向下倾倒；按照反应容量选用相应规格的烧杯（常用规格多为 100ml、250ml、500ml、1000ml 等）
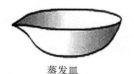 蒸发皿	主要用途：蒸发液体、浓缩溶液或结晶，焙干物质 使用方法和注意事项：瓷质仪器，可直接加热，但不能骤冷，蒸发溶液时不可加得太满，液面应距边缘 1cm 以下（液体量不超过容积的 2/3），近干时应停止加热（剩余溶液利用余热蒸发），使用时一般放子三脚架上
 平底烧瓶 圆底烧瓶	主要用途：用作较多试剂量反应的容器；煮沸或在加热情况下进行反应的容器 使用方法和注意事项：加热时应放在石棉网上，且外部擦干；不适于长时间加热，当瓶内液体过少时，加热容易使烧瓶破裂；加热时外部擦干；液体不超过容量的 2/3；应垫石棉网加热或通过其他水浴加热，且放陶瓷碎片；加热时用铁架台固定

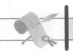

续表

名称	用途与注意事项
 蒸馏烧瓶	主要用途:液体蒸馏;制备气体的发生器 使用方法和注意事项:加热时垫石棉网;液体不超过容量的 1/2;蒸馏时温度计水银球应在支管口处;用铁架台固定
 锥形瓶	主要用途:反应器如中和滴定;盛放试剂;蒸馏时做接受器;可加热液体物质 使用方法和注意事项:放石棉网加热,液体不超过容量的 1/2;滴定时液体不能太多,以便滴定时震荡
 细口试剂瓶　　广口试剂瓶	主要用途:广口试剂瓶盛放固体试剂,细口瓶盛放液体试剂 使用方法和注意事项:不能加热和作为反应容器;取试剂瓶塞倒放,用后塞紧;瓶口内侧磨砂,不盛放碱性试剂,如盛放碱性试剂,须改用橡胶塞;盛放有机溶剂,要用玻璃塞,不用胶塞;不使用时应及时洗净并在磨口塞与瓶颈之间垫上纸条
 滴瓶　　滴管	主要用途:盛放少量液体试剂,吸取或滴加少量液体 使用方法和注意事项:棕色瓶盛放见光易分解物质;滴液时,滴管不能吸得过满;滴管不能深入容器内,不能横放或倒放;滴管专用! 不得与其他试剂滴管混用
 容量瓶	主要用途:用于精确配制一定体积和一定物质的量浓度的溶液(精确度 0.01ml) 使用方法和注意事项:不得做反应器,不得加热,瓶塞不互换;用前检漏,不贮存试剂;不直接溶解物质;使用时选合适的规格;使用的标准温度为 20℃,在不同温度使用应校正
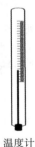 温度计	主要用途:用于温度测定 使用方法和注意事项:不允许超过他的最高量程;不能当搅拌棒使用;注意水银球位置

续表

名称	用途与注意事项
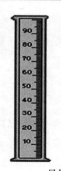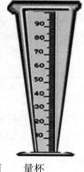 量筒　量杯	主要用途:粗略量取液体的体积(精确度 0.1ml) 使用方法和注意事项:刻度由下而上,无"0"刻度;使用时选合适的规格;不可用做反应器,不得加热,不用于直接配溶液;读数平视
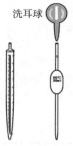 吸量管与移液管	主要用途:精确移取一定体积的液体 使用方法和注意事项:取洁净的移液管,用少量移取液淋洗 2~3 次;将液体吸入,液面超过刻度,再用食指按住管口,轻轻转动放气,使液面降至刻度后,用食指按住管口,移往指定容器上,放开食指,使液体注入;管口残留液不吹出(标有"吹"字的移液管除外);用后立即清洗;不能放在烘箱中烘干,不能加热;读数平视
 酒精灯	主要用途:常用热源 使用方法和注意事项:酒精量不超过容积的 2/3,也不宜少于 1/2;加热用外焰;用火柴点燃,不用酒精灯对火,不吹灯;禁止向燃着的酒精灯中加酒精;用后用灯帽盖灭
 漏斗	主要用途:过滤或向小口容器中转移液体;易溶气体尾气吸收 使用方法和注意事项:不得加热使用;过滤时,滤纸角对漏斗角滤纸边缘低于漏斗边缘,液面低于滤纸边缘;杯靠棒,棒靠滤纸,漏斗颈尖端出口紧靠承接滤液的容器壁(一角、二低、三靠紧)
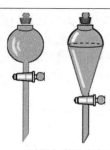 球形与梨形分液漏斗	主要用途:分离密度不同的且互不相溶的液体;用在反应器的随时加液装置;用于萃取分离 使用方法和注意事项:检验是否漏夜;分离液体时,下层液体由下口放出,上层液体由上口倒出;不宜长时间装碱性溶液;使用时盖塞上的凹槽和漏斗口上的小孔对齐(连通大气)

名称	用途与注意事项
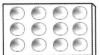 点滴板	主要用途:用于产生颜色和生成有色沉淀的点滴反应 使用方法和注意事项:有黑白两种点滴板,使用时注意选择;试剂常用量为1~2滴
 研钵	主要用途:研碎和混合固体物质 使用方法和注意事项:不能直接加热或作为反应容器;避免易爆物品的混合研磨;只能研磨、挤压,勿敲击;研磨的物质量不宜超过1/3
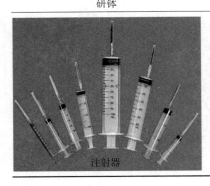 注射器	主要用途:临床用于各种注射时的工具;用于溶解和配制药物;定量化学分析中,由于玻璃注射器的误差较小,推杆移动平滑所以仍在使用 使用方法和注意事项:用注射器取液体试样应先用少量试样洗涤几次。如有气泡,将针头向上,将气泡和过量的溶液排出,用无棉的纤维纸吸去针头的试样。取样后应立即进样,进样时,注射器应与进样口垂直,插到底后迅速注入试样,完成后立即拔出注射器,整个动作应稳当、连贯、迅速

四、实验报告书写

实验完成后应对实验现象进行解释并作出结论,或根据实验数据进行处理和计算,独立完成实验报告,交老师审阅。若有实验现象、结论、数据及计算等不符合要求,应分析原因或重做实验、重写报告。书写报告应字迹工整、简明扼要、文字精炼。

实验报告的书写一般包括以下内容。

1. 实验名称、实验日期、目的要求。

2. 仪器与试剂:将本次试验所需的仪器与试剂列出,并注明规格或浓度。

3. 实验原理:简要地用文字和反应式说明。

4. 实验步骤:应简明扼要地写出,不要照抄讲义。

5. 实验数据的处理:将实验的数据、分析结果及测定的精密度等用文字、表格、图形等形式表示出来,并说明数据的处理方法。

6. 讨论:对实验中观察到的现象、实验的误差及实验的成败进行分析和总结。

7. 完成布置的思考题。

下面列举几类不同类型的实验报告格式,以供参考。

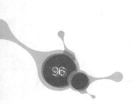

（一）化学性质实验报告

实验名称＿＿＿＿＿＿＿＿＿＿＿＿＿＿＿＿＿＿＿＿＿＿＿＿＿＿＿＿＿＿＿＿＿

实验日期＿＿＿＿＿班级＿＿＿＿姓名＿＿＿＿＿

实验内容	实验现象	解释或化学方程式
讨论		
小结		

测定实验报告

实验名称＿＿＿＿＿＿＿＿＿＿＿＿＿＿＿＿＿＿＿＿＿＿＿＿＿＿＿＿＿＿＿

实验日期＿＿＿＿＿＿班级＿＿＿＿＿姓名＿＿＿＿＿＿＿＿＿＿＿＿＿＿＿

＿＿＿＿＿＿＿＿＿＿＿＿＿＿＿＿＿＿＿＿＿＿＿＿＿＿＿＿＿＿＿＿＿

测定原理(简述)

＿＿＿＿＿＿＿＿＿＿＿＿＿＿＿＿＿＿＿＿＿＿＿＿＿＿＿＿＿＿＿＿＿

数据记录和处理结果

＿＿＿＿＿＿＿＿＿＿＿＿＿＿＿＿＿＿＿＿＿＿＿＿＿＿＿＿＿＿＿＿＿

问题和讨论

＿＿＿＿＿＿＿＿＿＿＿＿＿＿＿＿＿＿＿＿＿＿＿＿＿＿＿＿＿＿＿＿＿

＿＿＿＿＿＿＿＿＿＿＿＿＿＿＿＿＿＿＿＿＿＿＿＿＿＿＿＿＿＿＿＿＿

（二）化学制备实验报告

实验名称＿＿＿＿＿＿＿＿＿＿＿＿＿＿＿＿＿＿＿＿＿＿＿＿＿＿＿＿＿＿

实验日期＿＿＿＿＿＿班级＿＿＿＿＿姓名＿＿＿＿＿＿＿＿＿＿＿＿＿＿＿

＿＿＿＿＿＿＿＿＿＿＿＿＿＿＿＿＿＿＿＿＿＿＿＿＿＿＿＿＿＿＿＿＿

实验原理(简述)

＿＿＿＿＿＿＿＿＿＿＿＿＿＿＿＿＿＿＿＿＿＿＿＿＿＿＿＿＿＿＿＿＿

实验过程主要现象

＿＿＿＿＿＿＿＿＿＿＿＿＿＿＿＿＿＿＿＿＿＿＿＿＿＿＿＿＿＿＿＿＿

＿＿＿＿＿＿＿＿＿＿＿＿＿＿＿＿＿＿＿＿＿＿＿＿＿＿＿＿＿＿＿＿＿

实验结果

＿＿＿＿＿＿＿＿＿＿＿＿＿＿＿＿＿＿＿＿＿＿＿＿＿＿＿＿＿＿＿＿＿

＿＿＿＿＿＿＿＿＿＿＿＿＿＿＿＿＿＿＿＿＿＿＿＿＿＿＿＿＿＿＿＿＿

问题和讨论

＿＿＿＿＿＿＿＿＿＿＿＿＿＿＿＿＿＿＿＿＿＿＿＿＿＿＿＿＿＿＿＿＿

＿＿＿＿＿＿＿＿＿＿＿＿＿＿＿＿＿＿＿＿＿＿＿＿＿＿＿＿＿＿＿＿＿

化学实训实操模块

实验 1　化学实验基本操作与医学常见无机物的性质

一、化学实验基本操作

【实验目标】

1. 明确并自觉遵守化学实验室规则。

2. 会进行试管、烧杯等玻璃仪器的洗涤和干燥。

3. 正确使用托盘天平和量筒等仪器。

4. 通过粗盐的提纯，较熟练地进行研磨、称量、溶解、搅拌、加热、过滤、蒸发等基本操作。

5. 养成对学习、工作严肃认真的态度，具有对科学探索的兴趣。

【实验用品】

仪器：试管、试管夹、试管刷、烧杯、漏斗及漏斗架、酒精灯、托盘天平及砝码、药匙、蒸发皿、研钵、玻璃棒、铁架台(附铁圈、铁夹)、石棉网、量筒、去污粉。

试剂：粗食盐、蒸馏水。

【实验内容和步骤】

(一) 玻璃仪器的洗涤和干燥

化学实验前后都要清洗不干净的玻璃仪器，玻璃仪器的洁净程度，直接影响实验结果的准确性。通常要求洗涤后器皿内壁只附着一层均匀的水膜，不挂水珠。

1. 洗涤方法　一般先用自来水冲洗，再用试管刷刷洗。若洗不干净，可用毛刷蘸少量去污粉或洗衣粉刷洗，若仍洗不干净可用铬酸洗液或其他洗涤液浸泡处理，浸泡后将铬酸洗液细心倒回原瓶中供重复使用，然后依次用自来水、蒸馏水淋洗(实验图1-1)。在洗烧杯、试管等仪器时，用试管刷在器皿内上下刷或旋转刷，不能用秃顶试管刷，也不能用力过猛，以免戳破玻璃。

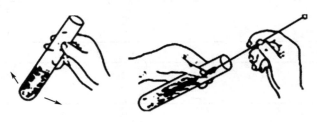

实验图 1-1　试管的刷洗

2. 干燥方法

（1）晾干：将仪器置于干燥处，任其自然晾干。

（2）烘干：把仪器内的水倒尽后放在电烘箱或红外干燥箱内烘干。

（3）烤干：烧杯、蒸发皿等可放在石棉网上用小火烤干；试管可直接用酒精灯火焰烤干，但应将试管口低于试管底，烤到不见水珠时，使管口向上赶尽水汽（实验图1-2）。

（4）吹干：带有刻度的计量仪器不能用烘干和烤干的方法进行干燥，可采用电吹风吹干。

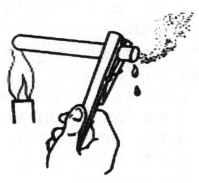

实验图 1-2　烤干试管

（二）量筒的使用

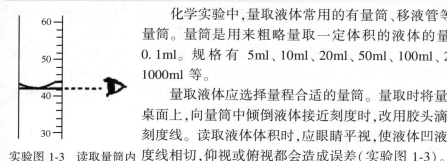

实验图 1-3　读取量筒内液体体积

化学实验中，量取液体常用的有量筒、移液管等，最常用的是量筒。量筒是用来粗略量取一定体积的液体的量器，可精确到0.1ml。规格有 5ml、10ml、20ml、50ml、100ml、200ml、500ml、1000ml 等。

量取液体应选择量程合适的量筒。量取时将量筒放置于水平桌面上，向量筒中倾倒液体接近刻度时，改用胶头滴管滴加液体至刻度线。读取液体体积时，应眼睛平视，使液体凹液面最低点与刻度线相切，仰视或俯视都会造成误差（实验图1-3）。

（三）托盘天平的使用

托盘天平（实验图1-4）也叫台秤，常用于精确度不高的称量，一般能称准到0.1g。

使用步骤如下：

1. 调节零点　称量前，先将游码拨到游码标尺的"0"处，检查天平的指针是否停在标尺的中间位置，若不在中间位置，可调节托盘下侧的调节螺丝，使指针指到零点，或以零点为标准左右摆动格数相同。

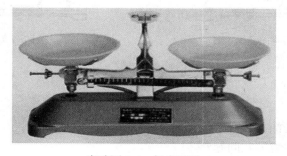

实验图 1-4　托盘天平

2. 进行称量　称量时，左盘放被称药瓶，右盘放砝码。药瓶不能直接放在托盘上，可放在称量纸或表面皿上。加砝码时，应按照由大到小的原则进行。有些托盘天平有游码及游码刻度尺，称少量药品时可用游码。当指针停在标尺的中间位置时，托盘天平已达平衡,根据所加砝码和游码的质量,记录药品的质量。

3. 结束称量　将砝码放回砝码盒中,游码移至刻度"0"处,将天平两个托盘重叠后,放在天平的一侧,以免天平摆动磨损刀口。

(四) 食盐的提纯

将 5g 粗盐提纯,并计算出提纯率。

1. 研磨　将约 20g 粗食盐放入研钵中,研成细粉。

2. 称量　用托盘天平称取 5g 研成细粉的粗食盐。

3. 溶解　把称好的粗食盐放入小烧杯中,加蒸馏水约 20ml,搅拌使其榕解。为了加速溶解,可边搅拌边加热。

4. 过滤　根据漏斗大小取滤纸一张,对折两次,第二次对折时使滤纸两边成 10° 的夹角,展开滤纸使呈圆锥形,放在漏斗里用水润湿,使其紧贴在漏斗内壁上,并将漏斗固定在漏斗架或铁架台的铁圈上。另取一干净烧杯放在漏斗下面接收滤液。将粗盐溶液沿玻璃棒慢慢倾倒入漏斗内过滤。倾注液体时,玻璃棒下端应朝着滤纸的重叠层,先倾倒上层清液,后倾入残渣,并使漏斗内的液面低于滤纸的边缘(实验图 1-5)。

5. 蒸发　将澄清的食盐滤液倾入干净的蒸发皿内,放在铁架台的铁圈上,垫上石棉网,用酒精灯加热浓缩,当蒸发皿的底部出现食盐的结晶时,用玻璃棒不断地搅拌溶液,快蒸干时可用漏斗将蒸发皿罩住,并继续加热,直到水完全蒸发,即得纯白色的精制食盐。冷却后将所得的精盐称量,并计算食盐的提纯率(实验图 1-6)。

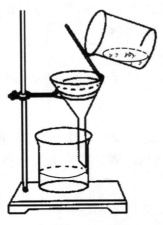
实验图 1-5　过滤

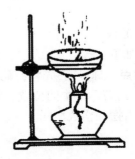
实验图 1-6　蒸发

$$提纯率 = \frac{精盐的质量(g)}{粗盐的质量(g)} \times 100\%$$

【问题讨论】

1. 玻璃仪器的洗涤方法有哪些? 怎样证明仪器已洗涤干净?

2. 过滤操作应注意哪些问题?

二、医学常见无机物的化学性质

【实验目标】

1. 掌握金属钾、钠的化学性质。

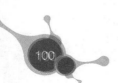

2. 掌握金属铁、亚铁离子、铁离子的化学性质,铁离子的鉴定方法。

3. 了解次氯酸钠、二氧化硫的漂白作用,双氧水的性质。

【实验用品】

仪器:试管、试管夹、滴管、木条、火柴、小烧杯、镊子、滤纸、小刀、彩色布条。

试剂:0.1mol/L $FeCl_3$ 溶液、1mol/L KSCN 溶液、1mol/L HCl 溶液,酚酞试液、金属钠、金属钾、铁粉、铁丝、亚硫酸钠 0.1mol/L HCl 溶液、新鲜氯水(或 84 消毒液)、SO_2、5% H_2O_2 溶液、MnO_2、2% 碘酒溶液、2% 汞溴红溶液。

【实验原理】

1. 活泼金属与水发生剧烈反应,比较而言钾与水反应更剧烈。金属钠与水反应生成 NaOH 和 H_2。加入酚酞,无色透明的溶液变为红色,说明溶液呈碱性。

$$2K + 2H_2O = 2KOH + H_2\uparrow$$

$$2Na + 2H_2O = 2NaOH + H_2\uparrow$$

2. 铁是活泼金属,能与稀盐酸反应,置换出氢气。

$$Fe + 2HCl = FeCl_2 + H_2\uparrow$$

3. Fe^{2+} 有还原性,Fe^{3+} 有氧化性,在一定条件下,二者可相互转化。在强烈还原剂存在下 3 价铁被还原为 2 价铁。

$$2FeCl_3 + Fe = 3FCl_2$$

4. $FeCl_3$ 溶液与无色的硫氰酸钾溶液反应生成红色配合物 $Fe(SCN)_3$;而亚铁盐溶液无此反应。故此反应常用于鉴定 Fe^{3+}:

$$FeCl_3 + KSCN = Fe(SCN)_3 \quad (红色配合物)$$

5. 次氯酸是强氧化剂,能使染料和有机色质氧化而褪色,具有漂白作用。

市面上的"84 消毒液"主要成分是次氯酸钠,遇盐酸后生成次氯酸,后者易分解。

$$NaClO + HCl = HClO + NaCl$$

6. 二氧化硫能与有机色质结合生成无色的化合物,可用做漂白剂。一般,可用亚硫酸钠与盐酸反应制取二氧化硫气体。

$$NaSO_3 + 2HCl = SO_2 + 2NaCl + H_2O$$

7. 双氧水(过氧化氢)不稳定,常温下缓慢分解,见光、加入催化剂后,能分解放出氧气。

$$2H_2O_2 = 2H_2O + O_2\uparrow$$

【实验操作】

1. 钠、钾的性质 取小烧杯 2 个,盛水 20ml,用镊子夹取绿豆大小金属钠、钾各 1 块,用滤纸吸干表面的液状石蜡(或煤油),放入烧杯中,观察现象。然后,再向烧杯中各滴入 1 滴酚酞试液,观察有何现象发生? 写出化学反应方程式。

2. 铁的性质 取铁丝约 1cm,置于试管中,再加入 0.1 mol/L HCl 溶液,观察化学反应现象,写出化学反应方程式。

3. 铁离子的检验 在一支试管中加入 0.1mol/L 的 $FeCl_3$ 溶液 1ml,再加入 1mol/L 的 KSCN 溶液 1~2 滴,观察现象,写出化学反应方程式。

4. 铁离子与亚铁离子的转化 在一支试管中加入 0.1mol/L 的 $FeCl_3$ 溶液 1ml,观察溶液颜色,之后加入铁粉少许,水浴加热约 10 分钟,观察溶液颜色变化,再加入 1mol/L 的 KSCN 溶液 1~2 滴,观察现象说明发生的化学反应。

5. 次氯酸的漂白作用　"84 消毒液"的主要成分是次氯酸钠。取 84 消毒液 10ml,置于 100ml 烧杯中,在烧杯中放入一块彩色布条或者被染过的滤纸,观察布条或者滤纸的色彩变化,解释原因。

若上述变化速度较慢,可在烧杯中滴入几滴 0.1mol/L 的 HCl 溶液,加快漂白速度。

6. 二氧化硫的漂白作用　取少量亚硫酸钠固体粉末,倒入试管中。在试管中加入大约 2ml 的 0.1mol/L 盐酸溶液,观察反应现象。用鼻子轻嗅气体,之后在试管口放入一块彩色布条或者被染过的滤纸,观察布条或者滤纸的色彩变化。

7. 双氧水分解　在一支试管中加入 5% H_2O_2 溶液 1ml,再加入 MnO_2 固体少许,混匀。将带火星的木条放在试管口,观察发生的现象,解释原因。

【思考讨论】

1. 加热试管中的溶液时,试管口不能对着人,说明原因?

2. 如何将铁离子转化为亚铁离子?

3. 二氧化硫与次氯酸盐的漂白原理各是什么?

4. 什么是药物禁忌?红汞与碘酒作用,发生什么现象?

实验 2　溶液的配制与溶液的稀释

【实验目标】

1. 学会一定体积溶液的配制及稀释的方法和基本操作。

2. 了解容量瓶的结构特点和使用方法。

3. 引导学生认识化学与医学的关系,培养学生严谨求实的学习态度,逐步形成综合的医学职业能力。

【实验原理】

1. 根据欲配制溶液的 ρ_B 和 V,用有关 ρ_B 计算的方法,求出所需溶质的 m;在容器内将溶质用溶剂稀释为规定的体积,就得到欲配制的溶液。

$$由\ \rho_B = \frac{m_B}{V},知\ m_B = \rho_B V$$

2. 稀释定律:稀释前后"溶质的量"不变。

$$C_1 V_1 = C_2 V_2$$

【实验用品】

仪器:烧杯、容量瓶(100ml)、胶头滴管、量筒、玻璃棒、药匙、托盘天平。

试剂:95% 酒精、NaCl、蒸馏水。

【实验操作】

(一) 容量瓶的使用

1. 容量瓶是一种带有磨口玻璃塞的细长颈、梨形的平底玻璃瓶,颈上有刻度。标有温度、容积、刻度线(实验图 2-1)。

2. 容量瓶的规格有 5ml、25ml、50ml、100ml、250ml、500ml、1000ml 等,其中实验室常用的是 100ml 和 250ml 的容量瓶(实验图 2-2)。

3. 容量瓶用来配制一定体积的溶液,不能用于溶解、稀释物质。

4. 容量瓶使用前要检查是否漏水(检漏)(实验图 2-3)。

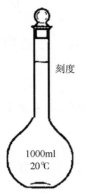
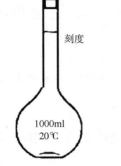

刻度

1000ml
20℃

实验图 2-1　容量瓶

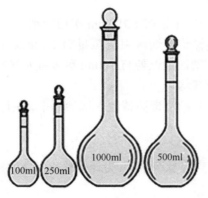

100ml 250ml

1000ml

500ml

实验图 2-2　几种常用规格的容量积

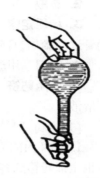

实验图 2-3　检漏

向容量瓶中加一定量的水,塞好瓶塞。食指摁住瓶塞,另一只手托住瓶底,将瓶倒立,观察瓶塞周围是否有水漏出。若不漏水,将容量瓶正立并将瓶塞旋转 180 度后塞紧。再次将瓶倒立,检查是否漏水。经检查不漏水的容量瓶才能使用。

5. 向容量瓶中转移溶液,要用玻璃棒引流。

(二) 配制 9g/L NaCl 溶液 100ml

1. 计算　∵　$\rho_B = \dfrac{m_B}{V}$

∴　$m(NaCl) = \rho(NaCl) \cdot V = 9g/L \cdot 0.1L = 0.9g$

2. 称量　用天平称量 0.9g NaCl。

3. 溶解　将已称量的 NaCl 倒入小烧杯中,加入适量蒸锢水,玻璃棒搅拌使之溶解。

4. 转移和洗涤　将已溶解的 NaCl 溶液通过玻璃棒引流至 100ml 容量瓶中,并用蒸馏水洗涤小烧杯和玻璃棒 2~3 次,将洗涤液一并转移至容量瓶中。

5. 定容　向容量瓶中继续加蒸馏水至距刻度线 1~2cm 处,改用胶头滴管逐滴滴加,直到液体凹液面最低处与刻度线水平相切。

6. 混匀　塞紧容量瓶瓶塞,用食指顶住瓶塞,另一只手的手指托住瓶底,将容量瓶上下颠倒 10~20 次,混合均匀。

7. 装瓶贴签　将配制好的溶液倒入试剂瓶中,贴上标签后保存。

注意:

(1)不能在容量瓶内直接溶解 NaCl。

(2)选用与欲配制溶液体积相同的容量瓶。

(3)玻璃棒引流时,玻璃棒末端应靠在容量瓶刻度线以下。若玻璃棒末端靠在容量瓶刻度线以上,容易使刻度线以上的容量瓶内壁上附有液体而影响配制准确性。

(4)定容时,胶头滴管应与容量瓶口垂直,在滴管距瓶口 1cm 左右时将滴管内液体滴入。

(5)容量瓶不能保存溶液。

(三) 用 95% 的医用酒精配制 75% 的消毒酒精 100ml

1. 计算　据稀释定律:$C_1V_1 = C_2V_2$

$95\% V = 75\% \times 100ml$

$V = 78.9 \text{ml}$

2. 量取　用 100ml 量筒准确量取 78.9ml 医用酒精。

3. 稀释定容　用玻璃棒将蒸馏水引流至量筒中,至距刻度线 1～2cm 处,改用胶头滴管逐滴滴加,直到液体凹液面最低处与 100ml 刻度线水平相切。

4. 混匀　用玻璃棒搅拌均匀。

5. 装瓶贴签　将配制好的消毒酒精倒入试剂瓶中,贴上标签后保存。(量筒不能保存溶液)。

【思考讨论】

1. 烧杯内的溶液转移到容量瓶中后,为什么要用蒸馏水洗涤烧杯 2～3 次,并将洗涤液也全部转移到容量瓶中?

2. 在用容量瓶配制溶液时,如果加蒸馏水超过了刻度线,可否倒出一些溶液,再重新加蒸馏水到刻度线?为什么?如果已经这样做了,该怎么办?

3. 在加蒸馏水到刻度线后,倒转振荡并直立容量瓶,容量瓶瓶颈处的液面是否稍低于标线?是否可以再向容量瓶中继续加蒸馏水,使之重新达到标线?为什么?

实验 3　电解质溶液和缓冲溶液

【实验目标】

1. 加深对强电解质和弱电解质概念的理解并学会区别方法。

2. 学会用酸碱指示剂、pH 试纸测定溶液的酸碱性。

3. 学会判断盐类水溶液的酸碱性。

【实验原理】

pH 试纸上附着有几种混合指示剂,pH 不同,呈现的颜色不同,对照试纸本上的标准色谱卡即可得知溶液的 pH。

酸碱指示剂的变色原理是其分子和解离出来的离子的颜色不同。在不同 pH 的溶液中,其分子浓度和离子浓度的比值不同,显示的颜色也不同,因此可根据石蕊、酚酞、甲基橙试液在不同溶液中所呈现的颜色大致判定溶液的 pH。

【实验用品】

仪器:试管、烧杯、滴管、点滴板、广泛、pH 试纸。

试剂:0.1mol/L HCI 溶液、0.1mol/L NaOH 溶液、0.1mol/L CH$_3$COOH 溶液、0.1mol/L NH$_3$·H$_2$O、石蕊试液、酚酞试液、甲基橙试液、蒸馏水、1mol/L NaCl 溶液、1mol/L NH$_4$Cl 溶液、1mol/L NaAc 溶液。

【实验操作】

(一) 用 pH 试纸测定溶液的酸碱性

取一小块 pH 试纸,放在干净且干燥的点滴板的凹穴内,用干净的玻璃棒蘸取少量的 0.1mol/L HCI 溶液点在 pH 试纸上,观察试纸的颜色变化并与标准色卡比较,判断溶液的 pH,与理论计算结果比较。实验结果与计算值填入下表。

用同样的方法,分别测试 0.1mol/L NaOH 溶液、0.1mol/L CH$_3$COOH 溶液、0.1mol/L NH$_3$·H$_2$O 和蒸馏水的 pH。

注意:每次使用玻璃棒时,均应用蒸馏水清洗并用滤纸吸干后,再蘸取被测溶液。

被测溶液	pH	
（0.1mol/L）	实验测得 pH	理论计算所得 pH
HCl		
CH$_3$COOH		
NaOH		
NH$_3$ · H$_2$O		
蒸馏水		

结论：

1. 相同浓度的 HCl 溶液的 pH_____（<、=、>）CH$_3$COOH 溶液的 pH，因为_____是强电解质，解离出来的 H$^+$_____

2. 相同浓度的 NaOH 溶液的 pH_____（<、=、>）NH$_3$ · H$_2$O 溶液的 pH，因为_____是强电解质。解离出来的 OH$^-$_____。

（二）常用酸碱指示剂在酸碱性溶液中的颜色

1. 取 3 支试管分别编号，各加入 1mL 蒸馏水，用 pH 试纸测定其酸碱度，然后向 3 支试管中分别滴入 1 滴酚酞溶液、石蕊溶液和甲基橙溶液，观察各自颜色并填入下表中。

2. 然后再向上述 3 支试管中各滴加 2 滴 0.1mol/ L HCl 溶液，用 pH 试纸测定其酸碱度，并观察颜色变化，填入下表中。

3. 另取 3 支试管分别编号，各加入 1ml 蒸馏水，向 3 支试管中分别滴入 1 滴酚酞溶液、石蕊溶液和甲基橙溶液，再向上述 3 支试管中各滴加 2 滴 0.1mol/L NaOH 溶液，用 pH 试纸测定其酸碱度，并观察颜色变化，填入下表中。

实验记录：

被测物质	PH	指示剂		
		石蕊	酚酞	甲基橙
蒸馏水				
HCl 溶液				
NaOH 溶液				

结论：

1. 石蕊试液在中性溶液中的颜色为_____在酸性溶液中的颜色为_____在碱性溶液中的颜色为_____。

2. 酚酞试液在中性溶液中的颜色为_____在酸性溶液中的颜色为_____，在碱性溶液中的颜色为_____。

（三）缓冲溶液

1. 取试管 2 支分别编号，各加入 1mol/L 的 NaCl 溶液 1ml，用广泛 pH 试纸测其 pH 值，然后，分别滴加 2 滴 1mol/L HCl 溶液和 1mol/L NaOH 溶液，震荡试管，摇匀后分别测其 pH，填入下表。

被测溶液	pH
1mol/L NaCl	
1mol/L NaCl 中滴入两滴 1mol/L 的 HCl	
1mol/L NaCl 中滴入两滴 1mol/L 的 NaOH	

2. 在小烧杯中将 10ml 的 1mol/L 的 HAc 和 10ml 的 1mol/L 的 NaAc 混合搅拌均匀后,用精密 pH 试纸(4~6)测其 pH,然后将其分成两份,分别滴加 2 滴 1mol/L HCl 溶液和 1mol/L NaOH 溶液,搅拌均匀后,分别测其 pH。比较 1 和 2 的实验结果,说明缓冲溶液对酸碱的抵抗作用。

被测溶液	pH
1mol/L 的 HAc 和 1mol/L 的 NaAc 混合液	
上述混合液 a 中滴入两滴 1mol/L 的 HCl	
上述混合液 b 中滴入两滴 1mol/L 的 NaOH	

3. 盐类的水解。取试管 2 支分别编号,各加入 1ml 1mol/L 的 NaCl 溶液、1mol/L 的 NH₄Cl 溶液、1mol/L NaAc 溶液,用广泛 pH 试纸测其 pH,并将测得的值填入下表。

被测溶液	pH
1mol/L 的 NaCl	
1mol/L 的 NH₄Cl	
1mol/L NaAc	

【思考讨论】
1. 在进行 pH 测定试验中,你认为需要注意哪些问题?
2. 分别测定下列食品:牛奶、豆浆、茶水、雪碧的 pH,以上食品液中呈酸性的有＿＿＿碱性的有＿＿＿。
3. 用酚酞是否能精确指示 HAc 或 NH₄Cl 溶液的 pH? 为什么?
4. 日常生活中为什么人们吃了酸性或碱性食物后,血液 pH 几乎不变?

实验4　烃和烃的含氧衍生物性质

【实验目标】
1. 进行烃、醇、酚、醛、酮和羧酸的主要性质实验和鉴别操作。
2. 熟练进行水浴加热和点滴板使用,进一步巩固 pH 试纸、滴管等使用的基本操作。
3. 正确配制托伦试剂。
4. 培养严谨求实、一丝不苟的科学态度和团结合作的工作作风。

【实验原理】
1. 液体石蜡属烷烃,是饱和烃,具有极大的化学稳定性。通常情况下不被高锰酸钾溶液氧化;松节油和植物油分子中均含碳碳双键,是不饱和有机化合物,化学性质活泼,在酸性介质中能被高锰酸钾溶液氧化。苯在通常情况下不能被高锰酸钾溶液氧化,但它的同系物甲苯能被高锰酸钾溶液氧化。

2. 乙醇与活泼金属钠反应生成乙醇钠并放出 H_2

$$2CH_3CH_2OH+2Na\longrightarrow 2CH_3CH_2ONa+H_2\uparrow$$

3. 苯酚常温下微溶于水,具有弱酸性(酸性比碳酸弱),因此苯酚能溶于氢氧化钠溶液而不溶于碳酸氢钠溶液。

4. 乙醛能与托伦试剂(银氨溶液)反应产生光亮的银镜

$$CH_3CHO+2\left[Ag(NH_3)_2\right]OH\xrightarrow{\triangle}CH_3COONH_4+2Ag\downarrow+3NH_3\uparrow+H_2O$$

5. 丙酮与亚硝酰铁氰化钠反应,溶液呈鲜红色。该颜色反应可用于糖尿病人的辅助诊断。

【实验用品】

仪器:试管、点滴板、广泛 pH 试纸、恒温水浴箱。

试剂:0.03mol/L KMnO₄ 酸性溶液、3mol/L 硫酸、液体石蜡、溴水、松节油或植物油、无水乙醇、金属钠、蒸馏水、酚酞指示剂、苯酚、2.5mol/L 氢氧化钠溶液、饱和碳酸氢钠溶液、0.1 mol/L 硝酸银溶液、2mol/L 氨水、乙醛、丙酮、0.05 mol/L 亚硝酰铁氰化钠溶液、1mol/L 氢氧化钠溶液。

【实验操作】

(一) 烷烃的性质

1. 在一支试管中加入 10 滴 0.03mol/L 高锰酸钾溶液、1 滴 3mol/L 硫酸,再加入 15 滴液体石蜡,摇匀。观察现象(紫红色是否退去),并加以解释。

2. 在另一支试管中加入 10 滴溴水,再加入 15 滴液体石蜡,摇匀。观察现象(红棕色是否退去),并加以解释。

(二) 烯烃的性质

1. 在一支试管中加入 10 滴 0.03mol/L 高锰酸钾溶液和 1 滴 3mol/L 硫酸,再加入 15 滴松节油或植物油,振摇试管。观察现象,解释原因。

2. 在另一支试管中加入 10 滴溴水,再加入 15 滴松节油或植物油,振摇试管。观察现象,解释原因。

(三) 芳香烃的性质

取试管 2 支,各加 0.03mol/L 的 KMnO₄ 溶液 5 滴和 3mol/L 的 H₂SO₄ 2 滴,然后分别加入 1ml 苯和 1ml 甲苯,剧烈震荡几分钟后,观察两支试管有无颜色变化?记录并解释发生的现象。

(四) 烃的含氯衍生物性质

醇与金属钠的反应:取干燥试管 1 支,加入无水乙醇 0.5ml,再加入新切的金属钠 1 小粒,观察和解释变化。冷却后,加入蒸馏水少许,然后再加入酚酞试液 1 滴,观察和解释变化。

酚的弱酸性试验:取试管 2 支,编号,分别加入苯酚少许和水 1ml,振摇,观察现象。往 1 号试管中加 2.5mol/L 氢氧化钠溶液数滴,振摇,观察现象;往 2 号试管中加饱和碳酸氢钠溶液 1ml,振摇,观察和解释变化。

银镜反应:取 1 支洁净的试管,在其中加入 0.1mol/L 硝酸银溶液 2ml,边振荡边滴加

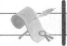

2mol/L 氨水,直到生成的氧化银沉淀恰好溶解为止(氨水切勿过量),所得澄清溶液即为托伦试剂。将托伦试剂分装于 2 支洁净的试管中,然后分别加入乙醛、丙酮溶液各 5 滴,摇匀,放在 60 ℃的水浴中加热数分钟,观察并解释发生的现象,写出有关的化学方程式。

(五) 丙酮的显色反应

取试管 1 支,加入丙酮溶液 2ml 和 0.05mol/L 亚硝酰铁氰化钠溶液 10 滴,再加 5 滴 1mol/L 氢氧化钠溶液。观察试管内呈现何种颜色。

(六) 羧酸的酸性

分别取 2 滴 0.1mol/L 甲酸溶液、0.1mol/L 乙酸溶液和 0.1mol/L 乙二酸溶液于点滴板凹穴中,用 pH 试纸测其近似 pH,并解释结果。

【思考讨论】

在银镜反应中,如果没有产生银镜,试分析原因。

临床糖尿病人的尿液中含有丙酮,如何检验?

实验 5　糖类、蛋白质和油脂的性质

【实验目标】

1. 验证糖与多伦试剂、班氏试剂的反应,认识还原糖与非还原糖。

2. 观察蛋白质的变性和颜色反应;了解临床医用酒精消毒皮肤的原理。

3. 进一步理解油脂的化学性质

【实验原理】

1. 所有的单糖(如葡萄糖)均属于还原性糖,具有还原性。与多伦试剂、班氏试剂反应,生成银镜($Ag\downarrow$)和砖红色沉淀($Cu_2O\downarrow$)。临床多用葡萄糖与班氏试剂反应的原理为糖尿病人检测尿糖。蔗糖为非还原性糖,不能发生上述反应。

2. 蛋白质的变性,是临床消毒、灭菌以及用牛奶洗胃的方法抢救重金属盐中毒病人的理论依据。

3. 油脂(动物油脂或植物油脂)在碱性条件下水解,生成高级脂肪酸盐和甘油。高级脂肪酸盐通常称为肥皂。

【实验用品】

仪器:试管、试管夹、酒精灯、火柴、恒温水浴箱、沸水浴。

试剂:0.1mol/L $AgNO_3$ 溶液、1.25mol/L 氢氧化钠溶液、2mol/L $NH_3 \cdot H_2O$ 溶液 0.5mol/L 葡萄糖溶液、0.5mol/L 蔗糖溶液、班氏试剂、鸡蛋白溶液、乙醇、20g/L 乙酸铅 溶液、10g/L 硫酸铜溶液、浓硝酸、浓氨水、汽油、氯仿、苯、植物油、肥皂水、花生油 6mol/L 的氢氧化钠溶液、饱和食盐水溶液、2.5mol/L 氢氧化钠溶液、蒸馏水。

【实验操作】

(一) 糖的性质

多伦试剂的配制:在一支洁净的大号试管内加入 0.1mol/L $AgNO_3$ 溶液 4ml,加 2 滴 1.25mol/L NaOH 溶液,振荡,逐滴加入 2mol/L $NH_3 \cdot H_2O$ 边加边振荡,直到最初生成的 沉淀刚好溶解为止(注意氨水不要过量)即得托伦试剂。

制得的托伦试剂分别倒入 2 个小号试管中,用于下面实验。

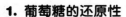

1. 葡萄糖的还原性

（1）与多伦试剂的反应：取上面一个装有托伦试剂的试管，加入 0.5mol/L 葡萄糖溶液 1ml，充分混合后置于 50~60℃的热水浴中加热数分钟，观察并解释发生的现象。

（2）与班氏试剂反应：在试管中加入 2ml 班氏试剂，再加入 0.5mol/L 葡萄糖溶液 ml，充分混合后放在 70~80℃的热水浴中加热数分钟，观察并解释发生的现象。

2. 蔗糖的非还原性

（1）与多伦试剂的反应：取上面一个装有托伦试剂的试管，后加入 0.5mol/L 蔗糖溶液 1ml，充分混合后置于 50~60℃的热水浴中加热数分钟，观察并解释发生的现象。

（2）与班氏试剂反应：在试管中加入 2ml 班氏试剂，再加入 0.5mol/L 蔗糖溶液 1ml，充分混合后放在 70~80℃的热水浴中加热数分钟，观察并解释发生的现象。

（二）蛋白质的变性

1. 乙醇对蛋白质的作用　取试管一支，加入鸡蛋白溶液 1ml，沿试管壁加乙醇 20 滴，观察两液面处是否有浑浊？讨论说明原因。

2. 重金属盐对蛋白质的作用　取试管两支，各加入鸡蛋白溶液 1ml，向第一支试管中滴入 0.1mol/L 硝酸银溶液 5 滴，向第二支试管中滴入 20g/L 乙酸铅溶液 5 滴，观察现象，说明原因。再往上述两支试管中各加蒸馏水 3ml，振荡，观察沉淀是否溶解？说明原因。

3. 加热对蛋白质的作用　取试管一支，加鸡蛋白溶液 2ml，用酒精灯加热，观察有何现象？并说明原因。

（三）蛋白质的颜色反应

黄蛋白反应：取试管一支，加入鸡蛋白溶液 1ml，再加浓硝酸 5 滴，混匀，观察有何现象？再将此试管在酒精灯上加热，又有何现象？冷却后，加浓氨水 1ml，观察颜色变化。

（四）油脂的性质

1. 油脂的溶解性　取试管 4 支，分别加入水、汽油、氯仿、苯各 2ml，再分别加植物油 2~3 滴，振荡、静置后观察各管有何现象？记录溶解情况。

2. 油脂的乳化　取试管 1 支，盛水 2ml，加入植物油 2~3 滴，充分振荡、静置。分别观察振荡后和静置后的实验现象。再向试管中加肥皂水数滴，充分振荡后静置，观察现象，解释原因。

3. 油脂的皂化　取一支洁净的试管，加入 20 滴花生油，20 滴乙醇，20 滴 6mol/L 的氢氧化钠溶液，振摇使之充分混合。把试管放在沸水浴中，边加热边振摇，5 分钟后取出试管，加入 5ml 热的饱和食盐水，搅拌，观察并解释发生的现象，写出有关的化学方程式。

【思考讨论】

1. 如何证明油脂在氢氧化钠条件下水解生成肥皂和甘油？

2. 不饱和油脂分子中含有双键，如何验证？

3. 如何证明重金属化合物如 Pd^{2+}、Hg^{2+} 离子化合物等对人体有害？

4. 如何验证蔗糖水解后生成的糖是还原性糖？

 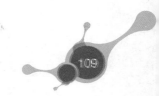

专业项目应用模块

专业项目应用 1　青霉素皮试液的配制

【实验目标】

1. 了解注射器的结构,初步了解注射器的使用方法。
2. 掌握药品配制的操作技能,理解药品配制与溶液稀释的关系。
3. 培养良好的专业素养。

【实验原理】

临床使用的青霉素是青霉素的钠盐或钾盐,易溶于水,用生理盐水可将青霉素粉针剂溶解,根据临床需要可用生理盐水稀释成所需要的浓度。其原理主要遵循化学溶液中溶液的配制和稀释、定容等原理。

【实验用品】

1ml、5ml 注射器各一支、100 生理盐水一瓶、80 万 U 青霉素粉剂一瓶、开盖器、棉签、络合碘、无菌盘。

【实验操作】

查对青霉素、生理盐水的名称、剂量、有效期、颜色、澄明度;检查注射器的外包装有无破损、漏气、是否在有效期内。

启开青霉素瓶铝盖;按常规消毒。

配制 200U/ml 青霉素皮试液:

1. 配制 2 万 U/ml 青霉素溶液　在含 80 万 U 青霉素粉剂的密封瓶内注入 4ml 生理盐水,使每 ml 含 20 万 U 的青霉素溶液,摇匀。

2. 稀释并配制 2 万 U/ml 青霉素溶液　用 1ml 注射器吸取上述溶液 0.1ml,再抽取生理盐水至 1ml,则每 ml 中含青霉素 2 万 U。

3. 稀释并配制 2000U/ml 青霉素溶液　摇匀后推掉 0.9ml,余 0.1ml,再抽取生理盐水至 1ml,则每 ml 含青霉素 2000U。

4. 稀释并配制 200U/ml 青霉素溶液　摇匀后推掉 0.9ml,余 0.1ml,再抽取生理盐水至 1ml,则每 ml 含青霉素 200U。

摇匀后将针头护套套在针头上,置无菌盘内备用。

【思考题】

若用 40 万 U 青霉素粉剂,如何配制 200U/ml 青霉素皮试液?

1. 填写下表,完善配制方法:

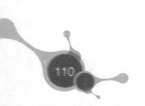

步骤	青霉素	抽取生理盐水(ml)	每 ml 药液青霉素含量(U/ml)	要点与说明
①配制 10 万 U/ml 青霉素溶液	取 1 瓶 40 万单位青霉素粉剂	ml	10 万	用 5ml 注射器
②配制 1 万 U/ml 青霉素溶液	取①液__并推出多余溶液,留下__ml	至_____ml	1 万	换用 1ml 注射器
③配制 1000U/ml 青霉素溶液	取②液__并推出多余溶液,留下__ml	至_____ml	1000	配制时需将溶液摇匀
④配制 200U/ml 青霉素溶液	取③液__并推出多余溶液,留下__ml	至 1ml	200	皮试注入量 0.1ml

2. 与化学仪器相比较,青霉素瓶和注射器各相当于化学仪器中的什么仪器?

3. 青霉素皮试液的配制,主要遵循什么化学原理?

专业项目应用 2　维生素 C 注射液的配伍禁忌

【实验目标】

1. 理解药物的配伍禁忌概念。

2. 学会观察药物配伍中发生的化学变化,学会判断药物配伍禁忌。

3. 了解药物配伍禁忌的处理方法。

【实验原理】

药物的配伍禁忌,是指两种或者两种以上的药物在体外混合时产生的不期望发生的物理和化学方面的反应,这些反应能够影响治疗的安全性和有效性。临床上使用的溶液或药液,如果病人需要同时使用几种药液,在配制药液时应注意配伍禁忌,其中主要的化学配伍禁忌有以下几个方面:

(1) 产生沉淀:如柠檬酸钠与溴化钙配伍时,则生成柠檬酸钙沉淀,会引起输液反应。

(2) 产生气体:如胃散和阿司匹林混合,胃散中的碳酸氢钠与阿司匹林作用生成 CO_2 影响药效。

(3) 显色:如缓泻剂中的酚酞与碱性药物配伍显红色,会引起病人恐慌。

(4) 氧化还原反应:如水杨酸钠与小苏打配伍时可氧化成醌而影响疗效。

(5) 消旋反应:如左旋性莨菪碱在碱性溶液中会变成无旋光性的阿托品,使药效活性降低。

(6) 粘固结块:如氧化镁与小苏打配伍互相作用变成块状的碳酸镁影响药效。

(7) 凝胶化:如火棉胶与苯酚配伍时会形成胶状沉淀,阻塞血管。

(8) 生成有毒物质:溴化钾与甘汞配伍,生成有毒的溴化汞,给病人带来生命危险。

由于每种药液使用前,不可能(也没有办法)与已有的几千种药做配伍禁忌试验。哪些药品之间存在配伍禁忌,一般只能通过临床不良反应报告来总结发现。在实际治疗过程中,很少会遇到需要两种药品连续输液的情况。一旦碰到,要求医务工作人员严格按照要求来做,通常是在第一种药品输完之,用生理盐水 15～20ml 冲管,使第一种药液完全输入静脉之后,再续接另一种药液。

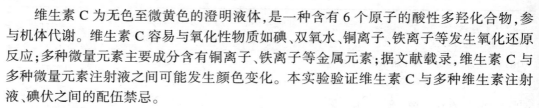

维生素 C 为无色至微黄色的澄明液体,是一种含有 6 个原子的酸性多羟化合物,参与机体代谢。维生素 C 容易与氧化性物质如碘、双氧水、铜离子、铁离子等发生氧化还原反应;多种微量元素主要成分含有铜离子、铁离子等金属元素;据文献载录,维生素 C 与多种微量元素注射液之间可能发生颜色变化。本实验验证维生素 C 与多种维生素注射液、碘伏之间的配伍禁忌。

【实验用品】

碘伏(络合碘或者碘酒),维生素 C 注射液,多种微量元素注射液,注射器 5ml,白色点滴板。

【实验操作】

1. 碘酒与维生素 C 的反应　在白色点滴板上滴上一滴碘酒或者络合碘,观察颜色;用注射器从安瓿中抽取维生素 C 溶液,逐滴滴到碘酒溶液上,观察颜色变化。

2. 多种微量元素注射液与维生素 C 的反应　用 5ml 注射器在安瓿中抽取 1~2ml 多种微量元素注射液,再将该注射器中的溶液推回到原来的安瓿中;用这支注射器抽取过多种微量元素的注射器,抽取少量维生素 C 注射液,观察注射器内溶液颜色的变化。

【思考题】

如何判断药物之间存在配伍禁忌?

抽取过多种微量元素注射液的注射器,再抽取维生素 C 注射液会出现什么现象?这说明什么?如何避免?

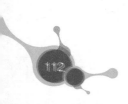

参 考 文 献

丁秋玲 . 2008. 无机化学 . 第 2 版 . 北京 : 人民卫生出版社 .

黄刚 . 2001. 医用化学基础 . 第 2 版 . 北京 : 人民卫生出版社 .

李湘苏 . 2012. 医用化学基础 . 第 2 版 . 西安 : 第四军医大学出版社 .

李湘苏 . 2016. 有机化学 . 第 2 版 . 北京 : 科学出版社 .

刘珉 . 2015. 医用化学基础 . 北京 : 科学出版社 .

薛会军 , 刘德云 . 2003. 医用化学 . 第 3 版 . 北京 : 科学出版社 .

姚光军 . 2013. 医用化学 . 北京 : 科学出版社 .

曾崇理 . 2008. 有机化学 . 第 2 版 . 北京 : 人民卫生出版社 .

张彩霞 . 2015. 医用化学基础 . 第 2 版 . 北京 : 人民军医出版社 .

郑明金 . 2013. 医护化学 . 北京 : 中国医药科技出版社 .

"医用化学基础"教学大纲

一、课 程 任 务

"医用化学基础"是中等卫生职业教育护理、助产、美容等医学相关专业重要的专业基础课程,一方面它是中等职业学校学生的文化课程,为学生认识物质世界打下基础,同时它也为学生学习专业课程提供基本知识、基本理论和基本技能。本课程以中职生身心状况学习水平为依据,在内容上衔接现代医学,兼顾中职化学教学基本要求,在体例上和教学媒体资源上做了大量革新。课程注重培养学生的能力,强调基本知识与基本技能的结合、理论知识与专业的结合;能够运用化学的基本知识解决医疗卫生工作的相关问题。

本课程教学大纲主要针对初中毕业生学习水平设置。

二、课 程 目 标

(一) 德育目标

通过医用化学基础理论和基本操作学习,培养学生求是创新、理论联系实际的学习作风,实事求是的科学态度。

(二) 知识模块

1. 理解化学的基本知识,认识常见无机化合物性质,有机化合物的结构特点和性质。

2. 掌握溶液的概念、表示方法,理解溶液在医学上的应用;知道电解质的概念与分类,理解它们在医学上的应用。了解常见无机化合物及其在医学上的应用。

3. 掌握烃类及其含氧衍生化合物的官能团和化学性质,理解官能团与化学性质之间的关系;学会烃类、醇类物质系统命名法,了解醛、酮、羧酸、脂肪、蛋白质的命名。

4. 理解营养与生命类有机物质的结构特点,掌握它们的化学性质。

5. 了解各类物质在医学和生活中的应用。

(三) 技能模块

1. 掌握化学实验操作的基本知识模块。学会以基本化学操作技术验证化合物的性质,理解化学基本操作在医学中的应用。

2. 对物质化学性质模块,能够根据无机物和有机化合物的性质开展相应化合物的化学性质实验,并能简单地运用相关知识验证或区别或分离或鉴别相应的化合物。

3. 对于专业项目应用模块,能够理解化学操作在专业中的应用,尤其理解在注射液的配制、消毒液的配制与使用等方面的应用。

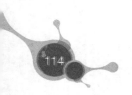

（四）选学模块

1. 适当开展常见无机化合物性质的教学。要求知道常见无机物的性质并理解它们在医学中的应用。

2. 适当开展掌握营养与生命类物质的教学。要求理解蛋白质、脂肪的结构特点，掌握糖类等物质的结构特点，了解它们的化学性质和医学应用。

3. 适当开展专业应用模块实训。具体要求见"技能模块"。

（五）教学要求与教学活动参考

内容	了解	理解	掌握	教学活动参考	内容	了解	理解	掌握	教学活动参考
绪论					第2章　电解质溶液				
化学研究的对象		√		自学与讲授相结合	第1节　化学平衡				类比、分析、概括与总结教学
化学与医学	√				一、可逆反应和化学平衡				
学习化学的方法	√				1. 可逆反应	√			
第1章　溶液与溶液的渗透压					2. 化学平衡		√		
第1节　物质的量					二、浓度对化学平衡的影响			√	
一、物质的量			√						
（一）物质的量			√	启发式、类比式教学	第2节　电解质				
（二）物质的量的单位			√		一、强电解质		√		
二、摩尔质量					二、弱电解质				
第2节　溶液的浓度					（一）弱电解质的电离平衡		√		分析、应用教学
一、溶液的浓度					（二）同离子效应	√			
（一）物质的量浓度			√		第3节　水的电离平衡和溶液的酸碱性				
（二）质量浓度		√							
（三）体积分数	√			概括、讨论、实训教学	一、水的离子积与水的电离平衡			√	
（四）质量分数	√								
二、溶液的配制			√		二、溶液的酸碱性				
三、溶液的稀释			√		（一）溶液的酸碱性与[H+]的关系			√	
四、临床注射液的配制		√							
（一）注射器					（二）溶液的酸碱性与pH的关系			√	
（二）输液瓶、安瓿									
第3节　溶液的渗透压					三、盐溶液的酸碱性				
一、渗透现象和渗透压		√		演示、分析讨论教学	（一）盐的分类	√			
二、渗透压与溶液浓度的关系			√		（二）各类盐溶液的酸碱性		√		
三、渗透压在医学上的意义		√			第4节　缓冲溶液				
四、晶体渗透压与胶体渗透压		√			一、缓冲作用和缓冲溶液	√			演示、分析归纳、识记
					二、缓冲溶液的组成			√	

教学内容	要求			教学活动参考	教学内容	要求			教学活动参考
	了解	理解	掌握			了解	理解	掌握	
三、常见弱酸及其对应盐组成的缓冲对		√			第2节　饱和链烃(烷烃)				
四、缓冲溶液在医学上的意义	√				一、甲烷				
第3章　医学常见无机化合物					(一)甲烷的结构		√		
第1节　元素周期表					(二)甲烷的性质			√	
一、元素周期表的结构				探讨、分析、启发式教学	二、烷烃			√	分析、概括、推理,讲授与练习
(一)周期	√				(一)烷烃的同系物	√			
(二)族	√				(二)烷烃的同分异构现象		√		
二、元素周期表的意义	√				(三)烷烃的命名		√		
第2节　医学常见金属及其化合物		√			(四)烷烃的性质			√	
一、碱金属元素		√			第3节　不饱和链烃(烯烃和炔烃)			√	
(一)碱金属简介	√				一、乙烯和乙炔			√	
(二)钾、钠的性质		√			(一)乙烯和乙炔的结构		√		
(三)钾、钠在医学上的应用		√			(二)乙烯和乙炔的性质			√	演示,讨论,分析、概括、推理,讲授与练习
二、医学常见金属元素及其化合物		√			二、烯烃和炔烃				
(一)钙、镁元素		√			(一)烯烃		√		
(二)铝及其化合物		√			(二)炔烃		√		
(三)铁及其化合物	√			演示反应,分析反应,识记反应式	(三)烯烃和炔烃的化学性质			√	
第3节　医学常见非金属及其化合物		√			第4节　芳香烃				分析、概括、推理,讲授与练习,实践验证
一、卤族元素					一、苯的分子结构			√	
(一)卤族元素简介	√				二、苯的同系物与命名		√		
(二)卤素单质的性质		√			三、苯及其同系物的性质			√	
二、医学常见非金属元素及其化合物					四、稠环芳香烃	√			
(一)氧		√			第5章　烃的含氧衍生物				
(二)硫和硫的主要化合物		√			第1节　醇、酚、醚				
(三)磷及其主要化合物		√			一、醇类化合物	√			
(四)砷		√			(一)醇的结构特征			√	
第4章　烃					(二)醇的理化通性			√	
第1节　有机化合物概述					(三)医学常见的醇	√			
一、有机化合物的概念		√			二、酚类化合物				
二、有机化合物的特性	√			讲授、分析、启发式教学	(一)酚的结构特征			√	
三、有机化合物的结构			√		(二)酚的理化通性			√	
四、有机化合物的分类	√				(三)医学常见的酚	√			
					三、醚类化合物				
					(一)醚的结构特征			√	演示、讨论,

续表

内容	了解	理解	掌握	教学活动参考
(二)醚的理化通性		√		讲授与实践验证,练习
(三)医学常见的醚	√			
第2节 醛和酮类有机化合物	√			
一、醛和酮的结构特征			√	
二、醛和酮的理化通性			√	
(一)醛和酮的相似反应			√	
(二)醛和酮的不同反应			√	
三、常见醛和酮类化合物	√			
第3节 羧酸、酯类				
一、羧酸的结构			√	
二、羧酸的理化性质				
(一)酸性			√	
(二)酯化反应			√	
(三)脱羧反应			√	
三、常见的羧酸				
(一)甲酸		√		
(二)乙酸		√		
(三)苯甲酸	√			
第6章 营养和生命类有机化合物				
第1节 油脂				
一、油脂的结构和组成			√	分析、讨论,

内容	了解	理解	掌握	教学活动参考
二、油脂的化学性质				讲授与实践验证,练习
(一)油脂的水解			√	
(二)油脂的加成		√		
(三)油脂的酸败	√			
三、油脂的医药应用		√		
第2节 糖类				
一、单糖				
(一)单糖的结构		√		演示、讨论,讲授与实践验证,练习,实践验证
(二)单糖的性质			√	
二、双糖与多糖				
(一)常见双糖的组成		√		
(二)常见多糖的组成		√		
第3节 蛋白质				
一、氨基酸				
(一)氨基酸的结构			√	
(二)常见的氨基酸	√			
(三)氨基酸的性质			√	分析、讨论,讲授与练习,实践验证
二、蛋白质				
(一)蛋白质的组成元素	√			
(二)蛋白质结构		√		
(三)蛋白质的化学性质			√	
三、氨基酸、蛋白质的生理意义	√			

化学实验基本常识模块

内容	了解	理解	掌握	教学活动参考
一、走进化学实验室		√		
二、化学实验室规则		√		自学
三、常用化学仪器的使用及注意事项			√	

化学实训实操模块

内容	初步学会	熟练操作	掌握操作	教学活动参考
实验1 化学实验基本操作与医学常见无机物的性质	√	√		学会基本操作验证性质
实验2 溶液的配制与溶液的稀释		√		学会操作

续表

内容	教学要求			教学活动参考
	初步学会	熟练操作	掌握操作	
实验3 电解质溶液和缓冲溶液		√		学会操作、验证性质
实验4 烃和烃的含氧衍生物性质		√		验证性质
实验5 糖类、蛋白质和油脂的性质		√		验证性质

专业项目应用模块

内容	教学要求			教学活动参考
	初步学会	熟练操作	掌握操作	
1. 青霉素皮试液的配制		√		实践操作
2. 维生素C注射液的配伍禁忌		√		实践操作

（六）教学课时分配

内容	38学时计划	66学时计划
绪论	0	0
第1章 溶液		
1. 物质的量	2	3
2. 溶液的浓度	2	3
3. 溶液的渗透压	2	2
第2章 电解质溶液		
1. 化学平衡	2	2
2. 电解质	1	2
3. 水的电离平衡和溶液的酸碱性	2	3
4. 缓冲溶液	1	2
*第3章 医学常见无机化合物		
1. 化学元素周期表		1
2. 医学常见金属及其化合物		3
3. 医学常见非金属及其化合物		3
第4章 烃		
1. 有机化合物概述	1	1
2. 饱和链烃(烷烃)	2	2
3. 不饱和链烃(烯烃和炔烃)	2	2
4. 芳香烃	1	2
第5章 烃的含氧衍生物		
1. 醇类化合物	2	4
2. 酚类化合物	1	3

内容	38 学时计划	66 学时计划
3. 醚类化合物	1	1
4. 醛和酮类有机化合物	2	3
5. 羧酸、酯类	2	4
*第 6 章　营养和生命类有机化合物		
1. 油脂*		2
2. 糖类	2	3
3. 蛋白质*		3
机动		2
合计	28	56

化学实训实操模块

内容	38 学时计划	66 学时计划
实验 1　化学实验基本操作与医学常见无机物的性质	2	2
实验 2　溶液的配制与溶液的稀释	2	2
实验 3　电解质溶液和缓冲溶液	2	2
实验 4　烃和烃的含氧衍生物性质	2	2
实验 5　糖类、蛋白质和油脂的性质	1*	2
合计	9	10

*仅完成糖类实验

专业项目应用模块

内容	38 学时计划	66 学时计划	备注
1. 青霉素皮试液的配制	1	1	建议与实验 2 合做
2. 维生素 C 注射液的配伍禁忌		1	建议与实验 1 合做
合计	1	2	

自测题选择题答案

第 1 章

1. C 2. D 3. C 4. C 5. D 6. D 7. A 8. B 9. A 10. D 11. D 12. B 13. C
14. A 15. A 16. B 17. C 18. D 19. C 20. D

第 2 章

1. B 2. A 3. B 4. A 5. D 6. D 7. B 8. B 9. D 10. A 11. C 12. B

第 3 章

1. A 2. B 3. D 4. D 5. B 6. D 7. C 8. D 9. D 10. C 11. B 12. B 13. C
14. D 15. D 16. B

第 4 章

第 1 节 1. C 2. D 3. A 4. B 5. C
第 2 节 1. C 2. D 3. A 4. D
第 3 节 1. B 2. C 3. D 4. B 5. C 6. B 7. B
第 4 节 1. A 2. D 3. B 4. D

第 5 章

第 1 节 1. D 2. B 3. A 4. A 5. A 6. C 7. A 8. B 9. A
第 2 节 1. D 2. C 3. D 4. A 5. D 6. B
第 3 节 1. C 2. C 3. D 4. B 5. A 6. A 7. A 8. B

第 6 章

第 1 节 1. A 2. B 3. C 4. B
第 2 节 1. B 2. C 3. B 4. C 5. C 6. C
第 3 节 1. C 2. A 3. D 4. A 5. C 6. B